JN127121

医療法人社団永生会南多摩病院総合内科・膠原病内科
國松淳和

Kunimatsu's Lists
〜國松の鑑別リスト〜

中外医学社

PROLOGUE

　この本には，文章や解説がありません．

　ほとんどが「名詞の箇条書き」で構成されています．

　本当かよと思われるかもしれません．

　でも本当です．

　これは，この本を作っているうちに流れでそうした，とかではありません．

　初めから，こういう本を作るという強い信念でそうしています．

　すべて，意図的です．

　親切で明解な解説

　抜かりないエビデンス収集による裏付け

　綿密な文献リスト

　そして，端的な「まとめ」

　昨今のこういう医学書や医学雑誌によって，皆さんの超絶優秀な頭脳はゆるゆるに緩んでしまいました．

　本当の意味で勉強になっているのはそういう本を書いている著者本人ですよね．

　元来教科書というのは難解なことが当たり前．というか，読者に阿らないスタンスだったはずです．

わからないことは，調べましょう.

気づいたことは，余白に書き込みましょう.

「これは違う」と思ったら周囲と議論しましょう.

そして，

自分なりの考えを構築しましょう.

それが，「知識をつける」ということだったと思います.

　こういうプロセスを経た上での疑問点や意見は，國松史上初となりますが，受け付けることにしました. 詳しくは中外医学社のホームページをご確認ください.

　最後にこれだけ吐露させてください.

　文章を書くことよりも，頭脳をひどく使い，そして疲れました.

2020 年 1 月

　　　　　医療法人社団永生会南多摩病院

　　　　　　國松　淳和

PLEASE GIVE YOUR WISDOM…

- Kunimatsu's Lists には余白が多い.
- これは読者諸君らが自ら書き込んで, "自分色"に変えるための余白だ.
- そして Kunimatsu's Lists には, 不思議な仕掛けがある.
- それは, このリストが, いつの間にか成長するのだ!
- そのために諸君らの WISDOM (叡智) をお借りしたい.
- 1つ目. Kunimatsu に考えてもらいたい「新規項目」があればぜひ教えてほしい!
- 2つ目. Kunimatsu's Lists の内容に対して, "私ならこの鑑別を挙げる", あるいは "これは間違っている" というモノがあれば, ぜひ教えてほしい!
- 以下のサイトから投稿できる.

https://jp.surveymonkey.com/r/D8YNB9Z

- 投稿時にできるだけメールアドレスを記載してほしい. 氏名や所属は任意だが, 罵詈雑言・誹謗中傷はすべて無視する!

- 投稿された議題やトピックスは *Kunimatsu* の選別の後，*Kunimatsu's Lists* 用の *note* 記事にて触れることがあるかもしれない．
- さらには本書改訂時に，諸君らの投稿内容が採用されるかもしれない！
- 最後に一言，この本は正しさを追求したリストではない！ "*Kunimatsu*" の個人用のリストだ！ 諸君らのリストを作れ！

  Make YOUR OWN Lists, thank YOU！

目次

第1章　症候

1	食欲不振（非悪性の消化器系疾患）	2
2	食欲不振（内分泌・代謝系の異常）	2
3	食欲不振の意外な原因	3
4	消化器疾患以外の嘔吐	3
5	急な悪心・嘔吐（頭蓋内・消化器疾患以外）	4
6	便秘の意外な原因	5
7	排便後の急変	6
8	腹膜刺激症状がない激しい腹痛	6
9	右上腹部痛（通常）	7
10	右上腹部痛＋ショック	7
11	右上腹部痛＋不明熱	8
12	右下腹部痛（通常）	9
13	右下腹部痛＋ショック	10
14	右下腹部痛＋不明熱	10
15	左上腹部痛（通常）	11
16	左上腹部痛＋ショック	11
17	左上腹部痛＋不明熱	12
18	左下腹部痛（通常）	12
19	左下腹部痛＋ショック	13
20	左下腹部痛＋不明熱	13
21	右 flank pain（体幹の右側の痛み）	14
22	左 flank pain（体幹の左側の痛み）	14
23	狭心痛らしくない胸痛	15
24	発熱＋胸痛	15
25	急性咳嗽	16
26	咳嗽（呼吸／下気道・循環器疾患以外）	16
27	胸部異常影のない慢性咳嗽（感冒後を除く）	17
28	労作時の息切れ	17
29	呼吸困難（呼吸・循環器疾患以外）	18

30	急性呼吸困難（心臓由来以外）	18
31	慢性呼吸困難（心臓由来以外）	19
32	嚥下困難／嚥下障害	19
33	Strep throat	20
34	急性の「発熱＋頸部痛」	21
35	急性の「発熱＋肩関節痛」	21
36	発熱＋頭痛（髄膜炎以外の感染症）	22
37	浮動性めまい	23
38	「ふらつき」の要因（内耳性や脳血管障害以外の病態）	24
39	脳血管障害による回転性めまい	24
40	回転性めまい（BPPV 以外）	25
41	失神	26
42	寝汗	27
43	意図しない体重減少（悪性腫瘍以外）	27
44	慢性下痢	28
45	慢性の「発熱＋下痢」	28
46	尿失禁	29
47	夜間頻尿	29
48	無尿	30
49	多飲／多尿	31
50	口腔乾燥の原因	32
51	口渇感	33
52	骨痛	34
53	局所リンパ節腫脹	34
54	全身リンパ節腫脹	35
55	急性の筋痛	35
56	著しい全身の"筋痛"	36
57	"pseudosepsis"	36
58	入院による肺炎治療中の発熱	37
59	抗菌薬不応の肺炎	37
60	肺炎＋頭痛	38
61	肺炎マイコプラズマの肺外症状	38
62	カンピロバクター腸炎の腸管外症状	39
63	*Clostridioides difficile* 腸炎の合併症	39

64	コントロール不良／高血糖緊急症にある糖尿病患者の感染症	40
65	黄色ぶどう球菌菌血症の症状・合併症	41
66	MRSA 菌血症治療中のトラブル	42
67	成人の市中細菌性髄膜炎の原因病原体	42
68	腸腰筋膿瘍に併存する・した感染症	43
69	壊死性軟部組織感染症の原因病原体	43
70	ネコ咬傷契機の感染症の原因病原体	44
71	肛門から虫体ごと排出されて気付かれる寄生虫症	45
72	肝吸虫症を疑う摂食歴	45
73	惹起された炎症の主座が血管となり得る感染症	46
74	伝染性単核球症の合併症	47
75	急性 HIV 感染症の合併症	47
76	低血糖発作を疑う症状	48
77	低血糖の原因（糖尿病治療薬によるものを除く）	49
78	糖尿病治療中の下腿浮腫	50
79	びまん性甲状腺腫	51
80	結節性甲状腺腫（甲状腺のしこり）	51
81	無痛性甲状腺炎のトリガー（薬剤以外）	52
82	甲状腺機能低下症患者に生じ得る神経系異常	52
83	胸腺腫に伴う症候	53
84	下垂体を侵す全身疾患	53
85	多毛症	54
86	女性化乳房の原因や背景	54
87	Klinefelter 症候群にみられる所見	55
88	ビタミン D 欠乏の原因や背景	55
89	一次性の頭痛	56
90	若年女性の頭痛	56
91	二次性の頭痛（動脈由来）	57
92	二次性の頭痛（非動脈由来）	58
93	項部硬直	59
94	非感染性の無菌性髄膜炎（通常）	59
95	非感染性の無菌性髄膜炎（意外な原因）	60
96	痙攣 seizure（中枢原発の機能障害以外）	60

97	初療・初期評価ではわからなかった痙攣の原因	61
98	院外発症・初診のせん妄	61
99	亜急性に進行する認知機能低下	62
100	治療可能な認知機能低下	62
101	認知機能障害	63
102	日中の過眠(行動誘発性,睡眠時無呼吸症候群,および精神疾患以外)	64
103	脳画像正常の昏睡	65
104	脳塞栓症の原因	66
105	脳卒中の稀な原因	67
106	若年者の脳出血	68
107	若年者の脳梗塞(通常)	69
108	若年者の脳梗塞(稀なもの)	69
109	脳梗塞に似たもの stroke mimics(脳血管原性以外)	70
110	突発あるいは急性の脱力	71
111	亜急性の運動神経障害	72
112	小脳性の運動失調(酩酊様歩行)	72
113	前庭性の運動失調(一側のふらつき歩行)	73
114	脊髄性の運動失調(踵打ち歩行)	74
115	前頭葉性の運動失調(足の挙上低下 "magnet gait")	75
116	Parkinson 症状を起こす疾患(変性疾患以外)	75
117	振戦(生理的振戦以外)	76
118	Parkinson 病と比べた薬剤性パーキンソニズムの特徴	77
119	アカシジアを疑う症状	78
120	嗅覚障害	79
121	視力消失(脳血管以外)	80
122	複視	81
123	眼瞼下垂	82
124	外転神経麻痺	83
125	動眼神経麻痺	84
126	(難聴,耳鳴,めまい,帯状疱疹のいずれかを伴う)顔面麻痺	85
127	(難聴,耳鳴,めまい,帯状疱疹を伴わない)顔面麻痺	86
128	病的縮瞳	86

129	病的散瞳	87
130	難治性吃逆	87
131	可逆性後頭葉白質脳症の原因病態（薬剤性以外）	88
132	傍腫瘍性亜急性感覚性ニューロノパチーの原因腫瘍	88
133	特発性頭蓋内圧亢進症の背景	89
134	急性単関節炎	90
135	発赤を伴う膝下の腫脹・疼痛	91
136	関節リウマチではない破壊性関節症	91
137	股関節炎	92
138	アキレス腱の腫脹・疼痛	92
139	関節液白血球数が著増する単関節炎（外傷以外）	93
140	Raynaud 症状	93
141	強膜炎をきたす自己免疫疾患	94
142	胸膜炎をきたす非感染性炎症性疾患（悪性以外）	94
143	溶血性貧血を示唆する所見（Hb 低下以外）	95
144	「溶血」の原因	96
145	血栓性微小血管症	97
146	後天性の血栓性血小板減少性紫斑病	97
147	血球貪食症候群のトリガー	98
148	先天的な出血傾向	98
149	血栓素因を疑う時	99
150	血栓素因の原因	99
151	後天性の血栓素因（血液疾患）	100
152	後天性の血栓素因（血液疾患以外）	100
153	原因不明の鉄欠乏性貧血（*Helicobacter pylori* 関連以外）	101
154	巨大な脾腫	101
155	類白血病反応	102
156	白血病の髄外病変の部位	102
157	AL アミロイドーシスの罹患臓器	103
158	"FDG-avid lymphoma"（FDG がよく集積するリンパ腫）	103
159	肺塞栓における唯一の症候となり得るもの	104

160 非典型的な狭心痛 or 急性冠症候群の「胸痛」以外の訴え
                  105

161 頻脈（心臓疾患・薬剤性以外） 106

162 徐脈 107

163 起立性低血圧 108

164 完全房室ブロックの原因 108

165 心室頻拍の原因 109

166 末梢動脈疾患の原因（閉塞性動脈硬化症以外） 109

167 動脈硬化以外の冠動脈病変 110

168 心臓内腫瘤 110

169 大動脈周囲の病変 111

170 高安病の晩期合併症 111

171 全身性エリテマトーデスにみられる心臓障害 112

172 収縮性心膜炎の5大「なし」 112

173 収縮性心膜炎の原因（特発性以外） 113

174 拘束型心筋症の原因 113

175 大動脈腸管瘻の臨床症状 114

176 成人の反復する肺炎（誤嚥以外） 115

177 器質化肺炎の原因（特発性以外） 116

178 原因のわかる好酸球性肺炎の原因 116

179 胸膜性の胸痛 117

180 呼吸で増悪する局所的な胸郭の痛み 117

181 滲出性胸水（片側） 118

182 滲出性胸水（両側） 119

183 乳び胸水 120

184 非外傷性の血胸／血性胸水 121

185 喀血 122

186 大量喀血（感染症以外） 122

187 wheeze（呼気時の高調な喘鳴） 123

188 治療抵抗性の気管支喘息 124

189 血清 IgG 高値を伴う肺野異常 125

190 良性肺腫瘍 125

191 横隔神経麻痺（手術によるもの以外） 126

192 敗血症性塞栓の原因 127

193	繰り返す気胸（自然気胸以外）	127
194	イソニアジド中毒でみられる症候（嘔吐以外）	128
195	しぶり腹	128
196	慢性腹痛	129
197	繰り返す腹痛（消化器疾患以外）	130
198	（✍が）まだ見たことがない腹痛	130
199	よくある腹水の原因	131
200	悪性関連の腹水	131
201	乳び腹水	132
202	その他の腹水	133
203	急性肝炎（アルコール性以外）	134
204	急性肝不全の原因	134
205	非ウイルス性・非アルコール性肝硬変の原因	135
206	Budd-Chiari 症候群の原因	135
207	黄疸の稀な原因（膵疾患以外）	136
208	肝性脳症	137
209	急性膵炎の原因（アルコールと胆石以外）	138
210	回盲部潰瘍（simple ulcer 以外）	138
211	小腸潰瘍／びらん（回盲部病変以外）	139
212	小腸の，粘膜下腫瘍様隆起の形態を呈する腫瘍性・腫瘍様病変	140
213	腸閉塞の稀な原因	141
214	腸管気腫症の原因	142
215	蛋白漏出性胃腸症の原因（腸管要因が主）	142
216	蛋白漏出性胃腸症の原因（腸管外要因が主）	143
217	自己免疫性胃炎（A 型胃炎）でみられる所見	143
218	十二指腸リンパ腫の内訳	144
219	全身性の自己免疫疾患による十二指腸病変	144
220	腸管感染症の原因病原体（ウイルス以外）	145
221	好酸球性食道炎を疑う状況	145
222	全身性エリテマトーデスの消化管病変	146
223	好酸球性多発血管炎性肉芽腫症の消化管病変（潰瘍・びらん）の部位	146
224	異物誤飲で，速やかに内視鏡で除去すべきもの	147

225 ブチルスコポラミンの良い適応 147

226 嘔吐の反復で受診，急性胃腸炎として経過観察入院した
患者の最終診断 148

227 SIADH の原因 149

228 血尿（糸球体性） 150

229 血尿（糸球体性以外の腎性） 150

230 血尿（腎外性） 151

231 血尿（その他） 151

232 蛋白尿（糸球体性，ただし一次性除く） 152

233 蛋白尿（糸球体疾患以外） 152

234 補体低下を伴うネフローゼ症候群 153

235 血尿を伴うネフローゼ症候群 154

236 ネフローゼ＋糸球体腎炎の両方が共存し得る病態 155

237 半月体を形成せず，急性進行性糸球体腎炎様のプレゼン
テーションをとり得る病態 155

238 全身疾患に伴う腎障害（膠原病とその近縁疾患を除く） 156

239 巣状分節性糸球体硬化症の原因や背景 156

240 膜性腎症（一次性以外） 157

241 膜性増殖性糸球体腎炎（一次性以外） 157

242 間質性腎炎の原因（薬剤性以外） 158

243 骨髄移植後腎症の原因（移植後後期；30 日以降） 159

244 Fanconi 症候群を疑うデータ異常・症候 159

245 Fanconi 症候群の原因（先天性以外） 160

246 透析患者の全身痙攣 161

247 腎代替療法 162

248 結節性紅斑と紛らわしい病態 162

249 結節性紅斑の背景や原因 163

250 多発する皮下結節あるいは腫瘤 163

251 触知できる紫斑 164

252 点状出血と紫斑 164

253 多形滲出性紅斑 165

254 斑状丘疹状皮疹 165

255 入院発症の皮疹 166

256 蕁麻疹 167

257 皮膚瘙痒症 167

258 紅斑＋多発する無菌性小膿疱 168

259 皮膚に膿疱をつくる疾患 168

260 皮膚落屑 169

261 水疱性皮疹（小さな水疱） 169

262 水疱性皮疹（大きな水疱） 170

263 紅皮症の背景疾患 170

264 顔面紅潮 171

265 低汗症／無汗症 171

266 脱毛症 172

267 下腿潰瘍の原因 173

268 びまん性の色素沈着 174

269 脂漏性皮膚炎が重症化する疾患（重症化したら考える
疾患） 174

270 壊疽性膿皮症に関連する疾患（見たら探す疾患） 175

271 皮膚にできたいわゆる「疣（いぼ）」 175

272 前立腺の mass（前立腺癌以外） 176

273 陰嚢痛 176

274 陰嚢腫脹 177

275 持続勃起症 177

276 子宮外妊娠を疑う徴候（腹痛以外） 178

277 慢性骨盤痛 178

278 性交疼痛 179

279 閉経後の性器出血 179

280 月経過多 180

281 続発性無月経 180

282 妊娠していない女性の乳汁分泌 181

283 良性の乳房腫瘤 181

284 不正子宮出血 182

285 子宮体癌のリスク 183

286 急性の嗄声 184

287 慢性の嗄声 185

288 咽頭所見が正常の「のどが痛い」 186

289 背景疾患を探すべき「口内炎」 187

290 ビスフォスフォネート関連顎骨壊死のリスク 188
291 原因を特定すべき鼻出血 188
292 鼻中隔炎症・鼻内病変 189
293 感音性難聴と関連する疾患 190
294 他覚的耳鳴(身体音) 191
295 red eye(結膜下出血,細菌・ウイルス以外) 191
296 眼痛(角膜・強膜・ぶどう膜・硝子体を侵す疾患以外) 192
297 発赤や疼痛を伴う眼周囲の浮腫・腫脹(眼瞼炎や帯状疱疹以外) 192
298 発赤や疼痛を伴わない,眼周囲~眼瞼の浮腫・腫脹 193
299 両側性で疼痛を伴わない,急性の視力障害 194
300 片側性で疼痛を伴わない,急性の視力障害 195
301 片側性で疼痛を伴う,急性の視力障害 195
302 固形腫瘍に随伴する症候 196
303 オンコロジックエマージェンシー 196
304 転移骨腫瘍の原発 197
305 縦隔腫瘤 197
306 色々な放散痛 198
307 高熱・頻脈・血圧上昇を伴う意識障害 198
308 片側性下肢腫脹 199
309 腓腹筋仮性肥大 199
310 臀部痛 200
311 首下がり症候群 201
312 急な後頸部痛 202
313 入院患者の発熱の稀な原因 202
314 急性の浮腫 203
315 疲労感(精神医学的問題・環境要因以外) 203
316 不定愁訴となる器質的疾患 204
317 抑うつをきたす疾患 204
318 不眠(原発性・抑うつ以外) 205
319 微量元素欠乏の諸症状 205
320 肥満の原因(生活習慣以外) 206
321 腸間膜脂肪織炎の原因 207
322 AA アミロイドーシスの原因 207

323 成人で診断される原発性免疫不全症 208

324 セロトニン症候群に関連すること 209

325 コカイン使用に関連する合併症 209

326 CRP 陰性の不明熱 210

327 PET 陰性の不明熱 210

328 驚きの"不明熱界隈"(意外な不明熱の結末) 211

329 膀胱炎の既往のある女性の,帯下・痒み・(尿の)臭いの
ない急性の頻尿・排尿時痛 211

330 第 1 中足趾節関節の急性単関節炎 212

331 以前にうつエピソードのある若年者の,完全に手のつけ
られない"躁状態" 212

332 任天堂 Wii® のプレイ後の,上肢の筋肉や腱に関連した
急性疼痛 213

第 2 章　病名

1 伝染性単核球症 216

2 急性咽頭炎の原因微生物(コモンなウイルス以外) 216

3 非定型肺炎(細菌性肺炎以外) 217

4 つつが虫病 218

5 麻疹 218

6 風疹 219

7 伝染性紅斑 219

8 急性 HIV 感染症 220

9 ニューモシスチス肺炎 221

10 精巣上体炎 222

11 低血糖発作 223

12 甲状腺機能低下症 224

13 甲状腺機能亢進症 224

14 甲状腺クリーゼ 225

15 褐色細胞腫 225

16 原発性副甲状腺機能亢進症 226

17 インスリノーマ 227

18 片頭痛発作 227

19 Parkinson 病 228

20	Guillain-Barré 症候群	229
21	炎症性・免疫介在性ニューロパチー	229
22	橋本脳症 (小脳失調型以外)	230
23	橋本脳症 (小脳失調型)	231
24	統合失調症	231
25	双極性障害 (精神機能の障害 / 精神疾患)	232
26	双極性障害 (精神疾患以外)	232
27	パニック障害	233
28	脳静脈洞血栓症	233
29	脊髄硬膜動静脈瘻	234
30	脊髄動静脈奇形	234
31	脳髄膜腫	235
32	視神経脊髄炎スペクトラム疾患	235
33	手根管症候群	236
34	関節リウマチ (感染症関連)	237
35	関節リウマチ (感染症以外)	238
36	リウマチ性多発筋痛症	239
37	全身性エリテマトーデス	239
38	多発性筋炎	240
39	びまん型全身性強皮症	241
40	顕微鏡的多発血管炎	241
41	多発血管炎性肉芽腫症	242
42	クリオグロブリン血症性血管炎	242
43	川崎病	243
44	IgA 血管炎 /Henoch-Schönlein 紫斑病 (皮疹の鑑別を中心に)	243
45	巨細胞性動脈炎	244
46	成人 Still 病	244
47	家族性地中海熱	245
48	PFAPA 症候群	245
49	Behçet 病	246
50	脊椎関節炎 (関節炎以外)	246
51	IgG4 関連疾患	247
52	多中心性 Castleman 病	247

53	TAFRO 症候群	248
54	サルコイドーシス	249
55	菊池病	250
56	血栓性血小板減少性紫斑病の 5 徴	250
57	血管内リンパ腫	251
58	血管免疫芽球性 T 細胞リンパ腫	251
59	節外性 NK/T 細胞リンパ腫, 鼻型	252
60	慢性活動性 EB ウイルス感染症	252
61	POEMS 症候群	253
62	真性多血症	254
63	労作性狭心症	255
64	冠攣縮性狭心症	255
65	不安定狭心症	256
66	心サルコイドーシス	257
67	心アミロイドーシス	257
68	収縮性心膜炎	258
69	肺結核	258
70	細菌性肺炎	259
71	気管支喘息と誤診される疾患	260
72	リウマチ患者のメトトレキサート肺炎	261
73	胸膜悪性中皮腫	261
74	肺胞蛋白症	262
75	リンパ脈管筋腫症	263
76	結腸憩室炎	264
77	急性胆嚢炎	264
78	プロトンポンプ阻害薬で改善しない逆流性食道炎	265
79	食道アカラシア	265
80	非アルコール性脂肪肝炎	266
81	自己免疫性膵炎	266
82	潰瘍性大腸炎と誤診される疾患	267
83	潰瘍性大腸炎	268
84	Crohn 病と誤診される疾患	268
85	Crohn 病	269
86	腸管 Behçet	269

87	サイトメガロウイルス小腸炎	270
88	一次性糸球体疾患	270
89	一次性膜性増殖性糸球体腎炎の今日的分類	271
90	糸球体沈着症	271
91	テオフィリン中毒	272
92	鉛中毒	273
93	セロトニン症候群	274
94	抗コリン薬中毒	275
95	Ménière 病	276
96	更年期症候群	276
97	尋常性白斑	277
98	繰り返す体部白癬	277
99	脂漏性湿疹 / 脂漏性皮膚炎	278
100	壊疽性膿皮症	279
101	Gibert（ジベル）ばら色粃糠疹	280
102	葉酸欠乏症	281
103	乾癬	282
104	固定薬疹（鑑別）	282

第 3 章　検査異常

1	培養陰性の肺炎像	284
2	肺炎治療中のトランスアミナーゼ上昇	284
3	点滴抗菌薬使用中の検査異常	285
4	病原体が誘導した肝酵素上昇	285
5	β-D- グルカンの陽性	286
6	HIV スクリーニング検査の偽陽性	287
7	低血糖 / 繰り返す低血糖（糖尿病の治療に由来するもの以外）	288
8	症状のない低血糖	289
9	HbA1c の低値	290
10	ヨード過剰摂取（による甲状腺機能低下症）につながるもの	291
11	髄液糖が減少する疾患	291
12	髄液オリゴクローナルバンド陽性	292

13	動脈瘤のないくも膜下出血	292
14	出血している脳腫瘍	293
15	脳 MRI でリング状増強効果を示す疾患	293
16	両側基底核の石灰化	294
17	多発性の頭蓋骨病変（腫瘍由来）	295
18	多発性の頭蓋骨病変（腫瘍以外）	295
19	関節炎のないリウマチ因子陽性	296
20	抗 CCP 抗体陽性（関節リウマチ以外）	297
21	100 mm 以上の赤沈の著明亢進	297
22	無症状の赤沈亢進	298
23	血性関節液（外傷性以外）	298
24	高 CK 血症	299
25	ALP 上昇を伴う不明炎症	299
26	MPO-ANCA 陽性（顕微鏡的多発血管炎以外）	300
27	PR3-ANCA 陽性（多発血管炎性肉芽腫症以外）	300
28	IgG4 の上昇（IgG4 関連疾患とその周辺を除く）	301
29	低補体血症（肝疾患以外）	301
30	発熱＋フェリチン上昇	302
31	顕著な LDH 上昇	302
32	初診時，著しい血小板減少	303
33	入院中の血小板減少	303
34	感染症・薬剤性以外の血小板減少	304
35	著しい血小板増多	305
36	好中球減少	305
37	著しい白血球増多（類白血病反応）	306
38	発熱＋好酸球増多	307
39	出血・鉄欠乏以外のヘモグロビン低下	308
40	MCV の高値	308
41	ビタミン B$_{12}$ 欠乏症の原因（悪性貧血以外）	309
42	IgG の増多	309
43	IgM の増多	310
44	wide QRS の頻拍	310
45	若年者の大動脈解離	311
46	広範囲の大動脈の肥厚性病変	311

47	弁膜の疣贅	312
48	心室瘤	312
49	肺動脈瘤	313
50	脾動脈瘤	313
51	空洞性病変をみたら	314
52	感染症による空洞性病変（抗酸菌・真菌以外）	315
53	多発する空洞性病変	316
54	大きい空洞性病変	316
55	小さい空洞性病変	317
56	多発結節影（通常，転移性肺癌以外）	317
57	多発結節影（稀なもの）	318
58	若年者の肺多発結節影（結核以外）	318
59	孤立性結節影（通常）	319
60	孤立性結節影（稀なもの）	319
61	良性の肺結節影（感染症以外）	320
62	肺野異常の割に酸素化が良い	321
63	肺野異常が乏しい割に低酸素	321
64	繰り返すすりガラス陰影	322
65	肝硬変患者の低酸素血症	322
66	びまん性汎細気管支炎様の所見を呈する疾患	323
67	肝・胆道疾患ではない，肝酵素上昇	323
68	ビリルビン上昇の意外な原因	324
69	ビリルビン・ALP に比してトランスアミナーゼが著しく高い（1000 IU/L 以上の）肝障害	325
70	CA19-9 上昇（膵・胆道系・消化器系のがん以外）	326
71	高アンモニア血症	326
72	胆道系拡張（肝・胆道系のがん発生，総胆管結石以外）	327
73	膵腫大	327
74	膵癌と間違えやすい非腫瘍性病変	328
75	元気な患者の膵病変	328
76	胆嚢腫大（通常の胆嚢炎以外）	329
77	著しい腸管浮腫	329
78	急性腸管・腸間膜病態に伴うリンパ節腫脹	330
79	腸管肥厚・浮腫があるのにリンパ節腫脹が乏しい	330

80	単独で腫大しているわけではない虫垂腫大	331
81	低カリウム血症となる病態	332
82	低ナトリウム血症となる病態	333
83	低カリウム血症（細胞内へのシフト）	334
84	低カリウム血症（アルドステロン作用の増強）	334
85	偽性高カリウム血症	335
86	高カルシウム血症	335
87	低尿酸血症	336
88	学校健診における検尿異常（体位性・運動性以外）	336
89	会社健診（成人の健康診断）における検尿異常	337
90	無菌性膿尿	338
91	両側腎実質の多発性造影不良域	339
92	単クローン性免疫グロブリン血症による腎症（アミロイドーシス以外）	339
93	著しいアニオンギャップ開大を伴う，極端に著しいアシドーシス（pH 6.6 など）の鑑別	340

第 4 章　薬剤性

1	薬疹の原因薬剤	342
2	固定薬疹（被疑薬）	343
3	薬剤熱の原因薬剤	343
4	薬剤性浮腫の原因薬剤	344
5	食欲不振となる薬剤	344
6	眠りを妨げる薬剤	345
7	授乳中の使用には適さない薬剤	345
8	セフトリアキソンの副作用	346
9	マクロライドの副作用	347
10	キノロンの副作用	347
11	テトラサイクリンの副作用	348
12	ST 合剤の副作用	348
13	バンコマイシンの副作用	349
14	メトロニダゾールの副作用	349
15	カルバペネムの副作用	350
16	抗菌薬関連脳症の原因薬剤	350

17	薬物による低血糖（糖尿病治療薬によるものを除く）	351
18	DPP-4 阻害薬の副作用	351
19	甲状腺中毒症・甲状腺機能低下症のどちらもきたし得る薬剤	352
20	甲状腺機能低下症をきたす薬剤（ヨード・ホルモン剤以外）	352
21	無痛性甲状腺炎のトリガーとなる薬剤	353
22	抗甲状腺薬の副作用	353
23	橋本病患者のヨード摂取過剰で起こり得ること	354
24	薬剤性錐体外路症状の原因薬剤	354
25	Parkinson 症状を起こす薬剤	355
26	アカシジアの原因薬剤	355
27	選択的セロトニン再取り込み阻害薬（SSRI）の副作用	356
28	セロトニン・ノルアドレナリン再取り込み阻害薬（SNRI）の副作用	356
29	レベチラセタムの副作用	357
30	アシクロビルの副作用	357
31	可逆性後頭葉白質脳症の原因（薬剤）	358
32	逆流型の化学療法薬によるニューロパチー	358
33	免疫グロブリン大量静注療法の副作用	359
34	光線過敏症の原因薬剤	359
35	CK が上昇する薬剤	360
36	使用によりステロイド需要が増す（ステロイドの代謝が亢進する）薬剤	360
37	副腎皮質ステロイドの副作用（開始 4 週間未満）	361
38	副腎皮質ステロイドの副作用（開始 4 週間以上）	361
39	メトトレキサート（週 1，間欠投与）の副作用	362
40	サラゾスルファピリジンの副作用	362
41	アザチオプリンの副作用	363
42	コルヒチンの副作用	364
43	TNF-α阻害薬の副作用	365
44	トシリズマブの副作用	365
45	mTOR 阻害薬の副作用	366

46	免疫チェックポイント阻害薬使用中の易疲労・倦怠感	
	（感染症以外）	366
47	薬剤誘発性ループスの原因薬剤	367
48	薬剤性 ANCA 関連血管炎の原因薬剤	367
49	薬剤性血小板減少の原因薬剤	368
50	薬剤性血栓性微小血管症の原因薬剤	368
51	薬剤性無顆粒球症の原因薬剤（抗腫瘍薬以外）	369
52	薬剤性好中球増多の原因薬剤	369
53	腫瘍崩壊症候群の検査値異常	370
54	薬剤性リンパ節症の原因薬剤	370
55	頻脈となる薬剤	371
56	カルシウム拮抗薬の副作用	371
57	ACE 阻害薬の副作用	372
58	ジギタリスの副作用	372
59	チクロピジンの副作用	373
60	シロスタゾールの副作用	373
61	抗アレルギー薬の副作用	374
62	中枢性鎮咳薬の副作用	374
63	テオフィリンの副作用	375
64	薬剤性好酸球性肺炎の原因薬剤	375
65	ピルフェニドンの副作用	376
66	ニンテダニブの副作用	376
67	ベバシズマブの副作用	377
68	ペメトレキセドの副作用	378
69	イソニアジド長期内服の副作用	378
70	ゲムシタビンの副作用	379
71	下痢の原因となる薬剤	379
72	慢性下痢の原因となる薬剤	380
73	*Helicobacter pylori* 除菌の副作用	380
74	プロトンポンプ阻害薬の副作用	381
75	メサラジンの副作用	381
76	薬剤関連消化管病変	382
77	薬剤性膵炎の原因薬剤	382
78	アロプリノールの副作用	383

79	薬剤性低ナトリウム血症の原因薬剤	383
80	薬剤性間質性腎炎の原因薬剤	384
81	高尿酸血症となる薬剤	384
82	蛋白尿をきたし得る薬剤	385
83	偽性薬剤性腎障害	385
84	薬剤性低カリウム血症の原因薬剤	386
85	薬剤性着色尿の原因薬剤	387
86	SIADH の原因薬剤	387
87	薬剤性膀胱炎の原因薬剤	388

索引　389

Hidden Factors

第1章

症　候

ここからの章には
症状や症候などの項目が並びます
それらの原因や要因について
その候補をリストしています

1　食欲不振（非悪性の消化器系疾患）

§ 上部消化管潰瘍

§ 機能性ディスペプシア

§ 逆流性食道炎

§ 上腸間膜動脈症候群

§ Crohn 病

2　食欲不振（内分泌・代謝系の異常）

§ コントロール不良の糖尿病

§ 尿毒症

§ 高 Ca 血症

§ 副腎不全

§ 甲状腺機能低下症

3 食欲不振の意外な原因

§ 脳腫瘍 / 慢性硬膜下血腫

§ うつ病

§ COPD

§ 薬剤の開始・急な中止

§ 認識されていない HIV/AIDS

4 消化器疾患以外の嘔吐

§ 急性腎盂腎炎

§ くも膜下出血

§ 尿毒症

§ 下壁梗塞

§ 急性閉塞隅角緑内障

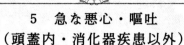

5 急な悪心・嘔吐
（頭蓋内・消化器疾患以外）

§ 急性腎盂腎炎

§ 正常妊娠悪阻 / 子宮外妊娠

§ 低 Na 血症の急発症あるいは進行

§ 糖尿病性ケトアシドーシス

§ 急性心筋梗塞

§ 何らかの急性中毒

6 便秘の意外な原因

§ 塩酸セベラマーの使用中

§ 慢性偽性腸閉塞

§ Lewy body constipation（レビー小体便秘）

§ Hirschsprung 病

§ Fisher 症候群

§ カルニチン欠乏症

7 　排便後の急変

§ 失神／循環不全

§ 大動脈解離

§ 下部消化管穿孔

§ 肺塞栓

§ 急性腸管虚血

8 　腹膜刺激症状がない激しい腹痛

§ 虚血（上腸間膜動脈塞栓症，絞扼性イレウス）

§ 大動脈（解離，腹部大動脈瘤の破裂）

§ 心筋梗塞

§ 胃（胃潰瘍，急性胃粘膜障害，アニサキス）

§ 腎・尿管（尿管結石，腎梗塞）

9　右上腹部痛（通常）

§ 急性胆嚢炎 / 胆管炎

§ 右肺底部胸膜炎

§ 右側結腸憩室炎

§ 十二指腸潰瘍

§ 妊婦に生じた，「右下腹部痛」をきたす疾患

10　右上腹部痛＋ショック

§ 急性胆管炎

§ 胃・十二指腸潰瘍穿孔

§ 肝細胞癌の破裂

§ 気腫性胆嚢炎

§ 前上膵十二指腸動脈瘤・肝動脈瘤の破裂

§ 肝膿瘍

§ 肝周囲炎

§ 無石性胆嚢炎

§ 結節性多発動脈炎

§ 肝原発リンパ腫

12　右下腹部痛（通常）

§ 虫垂炎

§ 右側結腸憩室炎

§ 回盲部炎

§ 子宮外妊娠 / 卵巣出血

§ エルシニア腸炎

§ 大網捻転症

13　右下腹部痛＋ショック

§ 穿孔性虫垂炎

§ 子宮外妊娠破裂

§ 回盲部潰瘍の出血

§ 腸腰筋血腫・出血

§ 腸骨動脈瘤の破裂

14　右下腹部痛＋不明熱

§ Crohn 病

§ 腸管 Behçet

§ 腸結核

§ アメーバ症

§ 家族性地中海熱

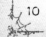

15　左上腹部痛（通常）

§ 脾梗塞

§ 胸膜炎 / 肺癌胸膜浸潤

§ 腎盂炎 / 尿管結石

§ 急性膵炎 / 膵癌

§ 腹膜垂炎

16　左上腹部痛＋ショック

§ 脾破裂 / 脾動脈瘤破裂 / 脾出血

§ 胃潰瘍穿孔 / 脾動脈瘤の胃穿破

§ 気腫性腎盂腎炎

§ 腹直筋鞘血腫

§ 腎血管筋脂肪腫の破裂

17　左上腹部痛 ＋ 不明熱

§ 感染性心内膜炎＋脾梗塞

§ 胃・脾臓原発リンパ腫

§ IgA 血管炎

§ 胸膜結核 / 家族性地中海熱の胸膜炎

§ 炎症性偽腫瘍（脾臓，膵臓，腎臓）

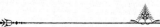

18　左下腹部痛（通常）

§ 左側結腸憩室炎

§ 子宮外妊娠 / 卵巣出血

§ 潰瘍性大腸炎

§ 虚血性大腸炎

§ 精巣疾患

19　左下腹部痛＋ショック

§ 左側結腸穿孔

§ 子宮外妊娠破裂

§ 腸骨動脈瘤・腎動脈瘤の破裂

§ 壊死型虚血性腸炎

§ 下腸間膜動脈閉塞症

20　左下腹部痛＋不明熱

§ 左側結腸憩室炎遺残膿瘍

§ 潰瘍性大腸炎

§ 腸骨動脈・腹部大動脈 -S 状結腸瘻

§ 結腸病変を伴う結節性多発動脈炎

§ 腎盂十二指腸瘻

21　右 flank pain（体幹の右側の痛み）

§ 肺炎 / 胸膜炎 / 膿胸

§ 胆嚢炎 / 肝周囲炎

§ 腎盂腎炎 / 尿管結石 / 腎梗塞

§ 虫垂炎

§ 卵巣出血

22　左 flank pain（体幹の左側の痛み）

§ 肺炎 / 胸膜炎 / 膿胸

§ 脾破裂 / 脾梗塞

§ 腎盂腎炎 / 尿管結石 / 腎梗塞

§ 卵巣出血

§ 急性陰嚢症

23　狭心痛らしくない胸痛

§ 「1 日中」「ずっと」

§ 側胸部痛

§ 深呼吸で誘発される疼痛（胸膜痛）

§ 左前胸部痛

§ 「心臓が痛いです」

24　発熱＋胸痛

§ 胸膜炎

§ 心筋炎 / 心膜炎

§ 膿胸

§ 肺塞栓症

§ 胸腺腫

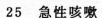

25　急性咳嗽

§ ウイルス性上気道炎関連

§ 細菌性気管支炎 / 肺炎

§ 肺水腫 / 心不全

§ 気管支喘息

§ アナフィラキシー

26　咳嗽（呼吸 / 下気道・循環器疾患以外）

§ 胃酸逆流

§ ACE 阻害薬使用中

§ 喉頭炎

§ cough hypersensitivity syndrome
　（咳過敏性症候群）

§ チック症

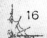

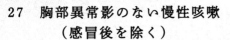

27　胸部異常影のない慢性咳嗽
（感冒後を除く）

§ 気道過敏 / 喘息

§ ACE 阻害薬使用中

§ 百日咳

§ 胃酸逆流

§ 咽喉頭結核

28　労作時の息切れ

§ COPD/ 肺気腫

§ 間質性肺炎 / 肺線維症

§ 狭心症 / 急性心筋梗塞

§ 貧血

§ 慢性過敏性肺炎

29 呼吸困難（呼吸・循環器疾患以外）

§ 敗血症

§ ケトアシドーシス

§ パニック障害

§ 多発性硬化症（過呼吸，脳幹病変，横隔神経麻痺）

§ 有効なヘモグロビンの減少（高度貧血，メトヘモグロビン血症，一酸化炭素中毒）

30 急性呼吸困難（心臓由来以外）

§ 気管支喘息

§ 気胸

§ 肺塞栓

§ パニック発作

§ 代謝性アシドーシス

31 慢性呼吸困難（心臓由来以外）

§ COPD/ 肺気腫

§ 間質性肺炎 / 肺線維症

§ 睡眠関連低換気障害

§ 慢性重症貧血

§ 慢性肺動脈血栓症

32 嚥下困難 / 嚥下障害

§ 食道癌

§ 筋萎縮性側索硬化症

§ 多発性筋炎 / 皮膚筋炎

§ Parkinson 病

§ アカラシア

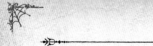

33 Strep throat

§ A 群溶血性連鎖球菌性咽頭炎

§ アデノウイルス感染症

§ 伝染性単核球症

§ ジフテリア

§ 急性 HIV 感染症

§ 川崎病

§ 頸椎化膿性脊椎炎 / 硬膜外膿瘍

§ Crowned dens 症候群

§ 亜急性甲状腺炎

§ 菊池病

§ 川崎病

§ 化膿性関節炎

§ 偽痛風

§ リウマチ性多発筋痛症

§ SAPHO 症候群

§ 成人 Still 病

36　発熱＋頭痛（髄膜炎以外の感染症）

§ マイコプラズマ症

§ カンピロバクター腸炎

§ レジオネラ肺炎

§ レプトスピラ症

§ オウム病

37 浮動性めまい

§ すべての精神医学的問題

§ BPPV 発作の停止後

§ 薬剤（抗アレルギー薬，利尿薬，テオフィリン，
　抗てんかん薬など）

§ 前庭神経炎の慢性期

§ 恐怖性姿勢めまい（Phobic Postural Vertigo）

§ 多発性硬化症

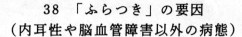

38 「ふらつき」の要因
（内耳性や脳血管障害以外の病態）

§ 脱水 / 失血

§ 不整脈

§ 代謝異常（電解質異常，低血糖，ホルモン異常，尿毒症，がん悪液質など）

§ 慢性炎症

§ 恐怖性姿勢めまい（Phobic Postural Vertigo）

39 脳血管障害による回転性めまい

§ 小脳出血

§ 小脳梗塞

§ 橋梗塞

§ 延髄外側梗塞

§ 椎骨脳底動脈の解離・循環不全

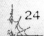

40　回転性めまい（BPPV 以外）

§ ウイルス感染後前庭神経炎 / ウイルス性迷路炎

§ AICA 領域の梗塞（AICA 症候群）/PICA 領域の
　梗塞

§ 延髄梗塞

§ Ménière 病

§ 前庭性片頭痛

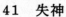

41 失神

§ 不整脈（高度徐脈，洞不全症候群，QT 延長，頻拍性不整脈）

§ 消化管出血

§ 子宮外妊娠

§ 肥大型心筋症 / 左室流出路狭窄

§ 肺塞栓

§ てんかんによる痙攣性失神

42 寝汗

§ リンパ腫 / 白血病

§ 結核症

§ 感染性心内膜炎

§ 甲状腺機能亢進症

§ HIV/AIDS

43 意図しない体重減少（悪性腫瘍以外）

§ 糖尿病

§ 甲状腺機能亢進症

§ 炎症性腸疾患

§ HIV/AIDS

§ COPD

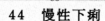

44 慢性下痢

§ 炎症性腸疾患

§ 腸管スピロヘータ症

§ プロトンポンプ阻害薬の副作用 /
collagenous colitis

§ 慢性特発性偽性腸閉塞 (chronic idiopathic
pseudo-obstruction: CIPO)

§ アミロイドーシス

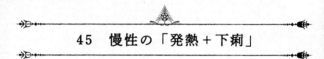

45 慢性の「発熱＋下痢」

§ 炎症性腸疾患

§ 腸結核

§ 甲状腺機能亢進症

§ collagenous colitis

§ カルチノイド症候群

46 尿失禁

§ 高齢

§ 骨盤底筋群の筋力低下

§ 前立腺肥大

§ 神経性（糖尿病，アルコール，Parkinson 病）

§ 頭蓋内の問題（正常圧水頭症，慢性硬膜下血腫，
   多発性硬化症）

47 夜間頻尿

§ 高齢

§ 睡眠障害／睡眠時無呼吸症候群

§ 過活動膀胱

§ 糖尿病

§ 前立腺肥大

48 無尿

§ 前立腺肥大＋薬剤性

§ 腎性腎不全＋腎後性腎不全

§ 腎前性腎不全＋腎後性腎不全

§ 腎前性腎不全＋腎性腎不全

§ 両側尿管閉塞

49 多飲 / 多尿

§ 糖尿病

§ 高 Ca 血症

§ 尿崩症

§ 心因性

§ アルコール多飲

§ 口渇をきたす病態

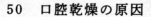

50　口腔乾燥の原因

§ 薬剤（抗コリン薬，抗うつ薬，筋弛緩薬）

§ Sjögren 症候群

§ ヒステリー球

§ アミロイドーシス

§ HIV 感染

51　口渇感

§ 脱水症 / 多尿をきたす病態

§ 薬剤（抗アレルギー薬，抗コリン薬，抗うつ薬など）

§ 心因性

§ 口腔乾燥をきたす病態

§ 口渇への恐怖

§ ヒステリー球

52　骨痛

§ 転移性骨腫瘍

§ 多発性骨髄腫

§ 原発性副甲状腺機能亢進症

§ ビタミンD抵抗性くる病／骨軟化症

§ Langerhans 細胞組織球症

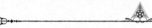

53　局所リンパ節腫脹

§ 外傷／物理的負荷

§ 蜂窩織炎

§ 悪性リンパ腫

§ がん転移

§ ネコひっかき病

54　全身リンパ節腫脹

§ 悪性リンパ腫

§ がん全身転移

§ 成人 T 細胞白血病／リンパ腫

§ サルコイドーシス

§ IgG4-related "systemic" disease

55　急性の筋痛

§ ウイルス感染症（インフルエンザ，パレコウイルス，
　流行性筋痛症）

§ 菌血症

§ 血管炎

§ リウマチ性多発筋痛症

§ 筋膜炎

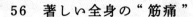

56　著しい全身の“筋痛”

§ 筋膜炎

§ 急性ウイルス性筋炎

§ ぶどう球菌菌血症

§ 腫脹の乏しい多関節炎，多関節症

§ 疼痛性障害

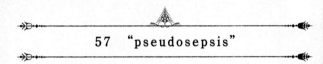

57　“pseudosepsis”

§ サイトカインストーム

§ 急性副腎不全 / 副腎クリーゼ

§ 甲状腺クリーゼ

§ 免疫チェックポイント阻害薬による免疫関連有害事象（irAE）

§ TAFRO 症候群

58　入院による肺炎治療中の発熱

§ 薬剤熱

§ 肺炎随伴胸膜炎

§ βラクタム剤無効の肺炎（非定型肺炎，結核）

§ 非感染性の肺臓炎

§ 器質化肺炎の原因疾患に由来する熱

59　抗菌薬不応の肺炎

§ 非定型肺炎

§ 肺結核

§ 薬剤性肺臓炎

§ 器質化肺炎

§ 膠原病肺

60　肺炎＋頭痛

§ マイコプラズマ肺炎

§ レジオネラ肺炎

§ オウム病

§ ウイルス性肺炎

§ メトトレキサート肺臓炎

61　肺炎マイコプラズマの肺外症状

§ トランスアミナーゼ上昇

§ CK 上昇

§ 溶血性貧血

§ 多形滲出性紅斑

§ 脳炎 / 脳症

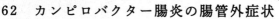

62　カンピロバクター腸炎の腸管外症状

§ 頭痛

§ 潰瘍性大腸炎様の内視鏡像・腸管炎症パターン

§ Guillain-Barré 症候群

§ 反応性関節炎

§ 結節性紅斑

63　*Clostridioides difficile* 腸炎の合併症

§ 脱水症

§ メトロニダゾールの副作用（PT-INR 延長，脳症など）の発現

§ 菌血症

§ 偽性腸閉塞

§ 中毒性巨大結腸症

64 コントロール不良 / 高血糖緊急症に ある糖尿病患者の感染症

§ 気腫性腎盂腎炎

§ 気腫性胆嚢炎

§ 壊死性筋膜炎

§ 気腫性膀胱炎

§ 悪性外耳道炎

§ 鼻脳ムーコル症

65　黄色ぶどう球菌菌血症の症状・合併症

§ 心内膜炎

§ 紫斑

§ 化膿性関節炎 / 椎体炎

§ 転移性病巣（膿瘍）形成

§ せん妄

§ 血小板減少

66　MRSA 菌血症治療中のトラブル

§ 抗 MRSA 薬の副作用（熱，血小板減少）

§ 感染病巣形成（骨，関節，筋，軟部組織）

§ 心血管における疣腫形成と構造破壊

§ 抗菌薬関連の腎機能障害

§ 管内増殖性糸球体腎炎

67　成人の市中細菌性髄膜炎の原因病原体

§ 肺炎球菌

§ *Listeria monocytogenes*

§ 髄膜炎菌

68 腸腰筋膿瘍に併存する・した感染症

§ 菌血症 / 感染性心内膜炎

§ 腎盂腎炎

§ 腹腔内感染症

§ 化膿性椎体炎

§ 結核性脊椎炎 (Pott 病)

69 壊死性軟部組織感染症の原因病原体

§ 黄色ぶどう球菌

§ A 群溶血性連鎖球菌

§ *Vibrio vulnificus*

§ *Aeromonas hydrophila*

§ 緑膿菌

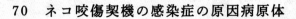

70　ネコ咬傷契機の感染症の原因病原体

§ *Pasteurella multocida*

§ 連鎖球菌 / ぶどう球菌

§ *Capnocytophaga canimorsus*

§ *Moraxella* 属

§ *Fusobacterium* 属 /*Bacteroides* 属 /*Prevotella* 属

§ *Bartonella henselae*（ネコひっかき病）

71　肛門から虫体ごと排出されて気付かれる寄生虫症

§ 日本海裂頭条虫症

§ 無鉤条虫症

§ 有鉤条虫症

§ 回虫症

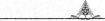

72　肝吸虫症を疑う摂食歴

§ "鯉の洗い"（活き造り）／鯉の生食

§ 鮒の生食・漬物・酢漬け

§ 中国や韓国の一部の地域における川魚の刺身の喫食

73 惹起された炎症の主座が
血管となり得る感染症

§ 黄色ぶどう球菌感染症

§ サルモネラ感染症

§ 梅毒

§ 結核症

§ HBV

§ HIV

74　伝染性単核球症の合併症

§ 血球貪食症候群

§ 無菌性髄膜炎

§ 溶血性貧血

§ 脾破裂

§ 扁桃腫大または気管傍リンパ節腫脹による気道閉塞

75　急性 HIV 感染症の合併症

§ 体重減少

§ 無菌性髄膜炎

§ 急性肝炎

§ 血球貪食症候群

§ 顔面神経麻痺

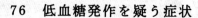

76　低血糖発作を疑う症状

§ 動悸 / 冷や汗 / ふるえ / あくび

§ 錯乱 / 異常行動

§ 痙攣

§ 昏睡

§ 片麻痺

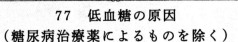

77 低血糖の原因
（糖尿病治療薬によるものを除く）

§ 副腎不全

§ アルコール依存症 / 摂食障害

§ ダンピング症候群

§ 薬剤性（シベンゾリン，ST 合剤など）

§ インスリノーマ

§ インスリン自己免疫症候群

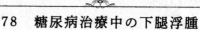
§ 糖尿病性腎症による蛋白尿

§ うっ血性心不全

§ Ca 拮抗薬の副作用

§ 末梢動脈疾患

§ チアゾリジン薬の副作用

§ 膵性糖尿病

79 びまん性甲状腺腫

§ Basedow 病

§ 橋本病

§ 単純性びまん性甲状腺腫

§ 抗甲状腺抗体陽性者

§ IgG4 関連甲状腺炎（IgG4 関連疾患に合併する甲状腺炎）

80 結節性甲状腺腫（甲状腺のしこり）

§ 腺腫様結節 / 腺腫様甲状腺腫

§ 濾胞性腫瘍

§ 甲状腺嚢胞

§ がん

§ 甲状腺炎

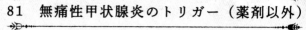

81　無痛性甲状腺炎のトリガー（薬剤以外）

§ ヨードの過剰摂取

§ 強い精神的ストレス

§ 妊娠 / 出産

§ 外傷 / 手術

§ 急なステロイドの減量・中止（Cushing 病・Cushing 症候群の外科治療後含む）

82　甲状腺機能低下症患者に生じ得る 神経系異常

§ 粘液水腫性昏睡

§ 橋本脳症

§ ニューロパチー

§ 精神的加重

§ 代謝性パーキンソニズム

83　胸腺腫に伴う症候

§ 重症筋無力症

§ 発熱＋胸痛

§ 赤芽球癆

§ 電位依存性Kチャネル（VGKC）複合体抗体関連疾患

§ Good 症候群

84　下垂体を侵す全身疾患

§ ANCA 関連血管炎

§ リンパ腫

§ IgG4 関連疾患

§ がんの転移

§ サルコイドーシス

85　多毛症

§ 多嚢胞性卵巣症候群

§ 21-水酸化酵素欠損症

§ アンドロゲン産生副腎腫瘍

§ 卵巣 Sertoli-Leydig 細胞腫

§ 特発性多毛症

86　女性化乳房の原因や背景

§ 特発性～生理的

§ 思春期

§ 薬剤性(スピロノラクトン, 蛋白同化ステロイド, 抗アンドロゲン薬)

§ 肝硬変

§ 性腺機能低下

87　Klinefelter 症候群にみられる所見

§ 精巣の萎縮

§ 不妊 / 無精子症

§ 骨塩減少 / 骨粗鬆症 / 骨折

§ 女性化乳房

§ 宦官型体型（高身長＋身長に比して長い手足）

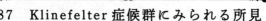

88　ビタミン D 欠乏の原因や背景

§ 厳格な菜食主義

§ 極端な日光回避

§ ひきこもり

§ 妊婦

§ 抗てんかん薬服用中

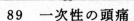

89 一次性の頭痛

§ 緊張型頭痛

§ 片頭痛

§ 非典型の片頭痛

§ 緊張型頭痛＋片頭痛

§ 群発頭痛

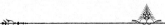

90 若年女性の頭痛

§ 片頭痛

§ 機能性頭痛（疲労，ストレス，薬剤，睡眠障害，うつなどによる）

§ 月経あるいは妊娠に伴う頭痛

§ 脳静脈洞血栓症（ピル使用，血栓素因などによる）

§ ループス頭痛（全身性エリテマトーデス）

91 二次性の頭痛（動脈由来）

§ くも膜下出血

§ 薬剤性（血管拡張作用のあるもの）

§ 巨細胞性動脈炎（いわゆる側頭動脈炎）

§ 椎骨動脈解離

§ 可逆性脳血管攣縮症候群

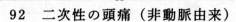
§ 脳腫瘍

§ 髄膜炎 / 脳炎

§ 下垂体腺腫 / 下垂体病変

§ 脳静脈血栓症

§ 緑内障

§ 中毒（一酸化炭素，尿毒症など）

93 項部硬直

§ 髄膜炎

§ くも膜下出血

§ パーキンソニズム

§ 悪性症候群

§ Crowned dens 症候群

94 非感染性の無菌性髄膜炎（通常）

§ 膠原病（全身性エリテマトーデス，混合性結合組織病，Sjögren 症候群）

§ がん性髄膜炎

§ NSAIDs 髄膜炎

§ Vogt- 小柳 - 原田病

§ 神経サルコイドーシス

95 非感染性の無菌性髄膜炎（意外な原因）

§ 川崎病

§ 菊池病

§ 自己炎症＋リウマチ性疾患(神経Behçet, 成人Still
   病)

§ 自己炎症性疾患（家族性地中海熱，クリオピリン
   関連周期性発熱症候群）

§ 再発性多発軟骨炎

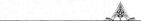

96 痙攣 seizure（中枢原発の機能障害以外）

§ 低血糖

§ 低 Na 血症

§ 低 Ca 血症

§ 低 Mg 血症

§ 薬物の中毒あるいは離脱

97 初療・初期評価ではわからなかった 痙攣の原因

§ 短時間で停止した不整脈

§ アルコール離脱

§ CT でわかりにくい頭蓋内病変（脳梗塞，脳腫瘍，脳動静脈奇形など）

§ 認識されていないてんかん治療歴（抗てんかん薬の中断）

§ 全身性エリテマトーデス

98 院外発症・初診のせん妄

§ 菌血症

§ 髄膜炎

§ 薬物離脱（アルコール，ベンゾジアゼピン系）

§ 甲状腺クリーゼ

§ 全身性エリテマトーデス

99　亜急性に進行する認知機能低下

§ 慢性硬膜下血腫

§ 水痘・帯状疱疹ウイルス脳髄膜炎

§ ビタミン欠乏症（B$_1$，B$_{12}$，葉酸，ナイアシン）

§ 血管内リンパ腫

§ Creutzfeldt-Jakob 病

100　治療可能な認知機能低下

§ 甲状腺機能低下症に伴うもの（"myxoedematous madness"）

§ 副腎皮質機能低下症に伴うもの

§ 全身性エリテマトーデス

§ 血管内リンパ腫

§ 神経梅毒

101 認知機能障害

§ Alzheimer 病

§ 血管性 / 加齢

§ Lewy 小体型認知症

§ 前頭側頭型認知症

§ Parkinson 病に関連するもの

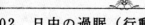

102　日中の過眠（行動誘発性，睡眠時無呼吸症候群，および精神疾患以外）

§ 薬剤性

§ 甲状腺機能低下症

§ Parkinson 病

§ 頭部外傷後過眠症 / 特発性過眠症

§ 睡眠てんかん

§ 抗アクアポリン 4（AQP4）抗体陽性の脱髄性疾患

103 脳画像正常の昏睡

§ 非痙攣性てんかん重積

§ 過量服薬

§ 脳震盪

§ 低血糖

§ 重度の低体温・高体温

§ 解離反応

§ 左房内血栓 / 心房細動

§ 心室内血栓 / たこつぼ心筋症

§ 非細菌性血栓性心内膜炎 / Trousseau 症候群

§ 感染性心内膜炎

§ 卵円孔開存による奇異性脳梗塞

§ Löffler 心内膜炎 / 好酸球増多

§ 遺残三叉神経動脈を介した A to A 塞栓

§ 水痘・帯状疱疹ウイルス血管症

§ 後天性 von Willebrand 症候群

§ Opalski 症候群

§ *ACTA2* 欠損症

§ ヘビ咬傷後

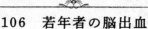

106　若年者の脳出血

§ 脳動静脈奇形

§ 脳腫瘍

§ 脳静脈洞血栓症

§ もやもや病

§ 膠原病（全身性エリテマトーデス，抗リン脂質抗体症候群）

§ 覚せい剤使用

§ 膠原病（抗リン脂質抗体症候群，全身性エリテマトーデス，高安病）

§ 好酸球増多に関連するもの

§ 椎骨脳底動脈解離

§ もやもや病

§ 奇異性塞栓症／下肢深部静脈血栓症

§ 高ホモシステイン血症

§ 脳静脈血栓症

§ 常染色体優性遺伝性脳動脈症（CADASIL）

§ Fabry 病

§ 線維筋性異形成

109 脳梗塞に似たもの stroke mimics
（脳血管原性以外）

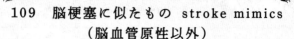

§ 低血糖発作

§ 大動脈解離

§ 症候性てんかん / Todd 麻痺

§ 解離反応 / 転換性障害

§ 多発性硬化症

§ 特発性頸髄硬膜外血腫

§ てんかん

§ 周期性四肢麻痺 / 急性で顕著な低 K 血症

§ 転換性障害 / 解離反応

§ 脊髄疾患（多発性硬化症，横断性脊髄炎，脊髄梗塞，特発性脊髄硬膜外血腫）

§ ナルコレプシー

§ 一酸化炭素中毒

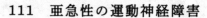

111　亜急性の運動神経障害

§ Guillain-Barré 症候群

§ 血管炎

§ 筋炎／筋症

§ 横断性脊髄炎／急性脊髄障害

§ 鉛中毒

112　小脳性の運動失調（酩酊様歩行）

§ 小脳梗塞

§ 脊髄小脳変性症

§ ビタミン B_1 あるいは B_{12} 欠乏症

§ 自己免疫性（小脳失調型橋本脳症，抗 GAD 抗体関連小脳失調症，グルテン失調症）

§ 傍腫瘍症候群／傍腫瘍性小脳失調症

113　前庭性の運動失調
（一側のふらつき歩行）

§ 前庭神経炎

§ Ménière 病

§ 聴神経腫瘍

§ アミノグリコシド系抗菌薬の使用

§ 多発性硬化症

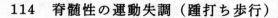
§ 脊髄梗塞

§ 脊髄腫瘍

§ 亜急性連合性脊髄変性症 / ビタミン B_{12} 欠乏症

§ 多発根神経炎

§ 脊髄癆

§ 鉛中毒

115　前頭葉性の運動失調
（足の挙上低下 "magnet gait"）

§ 正常圧水頭症

§ 前頭葉の広範な梗塞 / 多発性梗塞

§ 前頭葉の腫瘍

§ "ataxic hemiparesis"

§ 前頭葉の加齢性白質病変

116　Parkinson 症状を起こす疾患
（変性疾患以外）

§ 血管性

§ 薬剤性

§ 脳炎後 / 外傷後

§ Mn 中毒

§ Creutzfeldt-Jakob 病

117 振戦（生理的振戦以外）

§ 本態性振戦

§ Parkinson 病

§ 小脳性運動失調をきたす疾患

§ 薬剤の中断（アルコール，ベンゾジアゼピン系薬剤，オピオイド）

§ 薬剤の服用（テオフィリン，サルブタモール，危険・違法ドラッグ）

118 Parkinson病と比べた薬剤性 パーキンソニズムの特徴

§ 進行が早い

§ 突進現象が少ない

§ 左右差が少ない（対称性のことが多い）

§ 姿勢時・動作時振戦が出現しやすい

§ ジスキネジア・アカシジアを伴うことが多い

§ 抗Parkinson病薬の効果が少ない

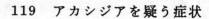
§ じっとしていられない／部屋をウロウロする

§ 足がむずむずする

§ 不安／パニック／焦燥

§ 不眠

§ いらいら

120 嗅覚障害

§ アレルギー性鼻炎 / 慢性副鼻腔炎

§ Alzheimer 病

§ Parkinson 病

§ 多発性硬化症

§ 転換性障害

§ Kallmann 症候群

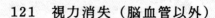
§ 網膜剥離

§ 巨細胞性動脈炎

§ 視神経炎

§ 非動脈炎型前部虚血性視神経症

§ 網膜中心動脈閉塞症

§ 網膜中心静脈閉塞症 / 網膜静脈分枝閉塞症

§ 動眼神経麻痺 / 滑車神経麻痺 / 外転神経麻痺

§ 甲状腺眼症

§ 重症筋無力症

§ 脳幹梗塞

§ 海綿静脈洞症候群

§ Fisher 症候群

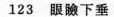

123　眼瞼下垂

§ Horner 症候群（延髄外側梗塞など）

§ 動眼神経麻痺（糖尿病，PICA の動脈瘤）

§ 重症筋無力症

§ 筋強直性ジストロフィー

§ ミトコンドリア病

124 外転神経麻痺

§ Fisher 症候群

§ 海綿静脈洞症候群

§ 橋梗塞

§ 下垂体炎

§ 膠原病（全身性エリテマトーデス，巨細胞性動脈炎，Sjögren 症候群）

§ サルコイドーシス

§ リケッチア症

125　動眼神経麻痺

§ 糖尿病

§ 下垂体病変

§ 血管炎（好酸球性多発血管炎性肉芽腫症，顕微鏡的多発血管炎，巨細胞性動脈炎）

§ リンパ腫

§ 帯状疱疹

§ 脳動脈瘤

§ 海綿静脈洞症候群

126 （難聴，耳鳴，めまい，帯状疱疹の いずれかを伴う）顔面麻痺

§ Ramsay-Hunt 症候群

§ 耳炎性

§ 聴神経腫瘍

§ 小脳腫瘍

§ 脳幹梗塞

§ 多発血管炎性肉芽腫症

127 （難聴，耳鳴，めまい，帯状疱疹を伴わない）顔面麻痺

§ Bell 麻痺

§ "zoster sine herpete"（無疱疹性帯状疱疹）

§ リンパ腫 / 白血病

§ サルコイドーシス

§ Guillain-Barré 症候群

128　病的縮瞳

§ 脳幹梗塞

§ 内頸動脈解離

§ 肺尖部肺癌

§ 一側性の前部ぶどう膜炎

§ 頸動脈小体腫瘍

129　病的散瞳

§ 脳圧亢進 / 脳浮腫

§ 急性閉塞隅角緑内障

§ 抗コリン薬使用

§ 動眼神経麻痺・障害

§ Adie 瞳孔（抗 GQ1b 抗体症候群，神経梅毒，Sjögren 症候群）

130　難治性吃逆

§ 延髄梗塞

§ 横隔膜関連（横隔膜下膿瘍，腫瘍浸潤）

§ 視神経脊髄炎（Neuromyelitis optica）

§ 多発性硬化症

§ 神経 Behçet

131 可逆性後頭葉白質脳症の
原因病態（薬剤性以外）

§ 血圧が一気に上昇する病態

§ 腎障害／透析関連

§ 血小板が減少する血液疾患

§ 全身性エリテマトーデスや血管炎などの膠原病

§ 妊娠中

132 傍腫瘍性亜急性感覚性
ニューロノパチーの原因腫瘍

§ 肺小細胞癌

§ 乳癌

§ 卵巣癌

§ 肺腺癌

§ リンパ腫

133　特発性頭蓋内圧亢進症の背景

§ 静脈洞狭窄

§ 全身性エリテマトーデス

§ 多嚢胞性卵巣症候群

§ 前立腺癌の治療

§ 肥満

§ 化膿性（淋菌性含む）

§ 結晶性

§ 結節性紅斑の初期

§ 自己炎症性（Behçet 病，家族性地中海熱）

§ 出血性（抗凝固薬使用，外傷，色素性絨毛結節性滑膜炎）

§ 悪性腫瘍

135　発赤を伴う膝下の腫脹・疼痛

§ 蜂窩織炎

§ 結節性紅斑

§ 足関節炎

§ 血栓性静脈炎

§ 皮膚型結節性多発動脈炎

136　関節リウマチではない破壊性関節症

§ 関節症性乾癬

§ 結晶性関節症

§ 全身性エリテマトーデス

§ 若年性特発性関節炎 / 成人 Still 病

§ 多中心性細網組織球症

137　股関節炎

§ 細菌性（ぶどう球菌，連鎖球菌）

§ 細菌以外の病原体（マイコプラズマ性，結核性）

§ 自己炎症性（結晶性，掌蹠膿疱症性骨関節炎，家族
　性地中海熱）

§ 川崎病

§ 成人 Still 病

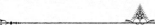

138　アキレス腱の腫脹・疼痛

§ 反応性関節炎（溶連菌，ウイルスなどの感染後）

§ 反応性関節炎（未分類脊椎関節炎として）

§ 炎症性腸疾患

§ 関節症性乾癬

§ Behçet 病

139 関節液白血球数が著増する
単関節炎（外傷以外）

§ 化膿性関節炎

§ 結晶性関節炎

§ 関節リウマチ

§ Behçet 病 / Behçet 反応

§ 家族性地中海熱

140 Raynaud 症状

§ 混合性結合組織病

§ 強皮症

§ 多発性筋炎

§ 全身性エリテマトーデス

§ 結節性多発動脈炎

141　強膜炎をきたす自己免疫疾患

§ 巨細胞性動脈炎

§ 関節リウマチ

§ 多発血管炎性肉芽腫症

§ 再発性多発軟骨炎

§ 乾癬

142　胸膜炎をきたす非感染性炎症性疾患
（悪性以外）

§ 混合性結合組織病

§ 全身性エリテマトーデス

§ 関節リウマチ

§ IgG4 関連疾患

§ 家族性地中海熱

143 溶血性貧血を示唆する所見
（Hb低下以外）

§ LDH上昇

§ 間接ビリルビン上昇

§ ハプトグロビン低下（著減）

§ 網状赤血球の上昇

§ MCV上昇

144 「溶血」の原因

§ 自己免疫性溶血性貧血 / 全身性エリテマトーデス

§ 人工弁

§ 発作性寒冷ヘモグロビン尿症 / 発作性夜間ヘモグロビン尿症

§ 遺伝性球状赤血球症

§ サラセミアの溶血発作

§ マラリア

145　血栓性微小血管症

§ 志賀毒素関連（典型HUS）

§ ADAMTS13活性の著減（先天性TTP，後天性TTP）

§ 他の疾患からの続発

§ 補体制御異常（非典型HUS）

146　後天性の血栓性血小板減少性紫斑病

§ 薬剤性
（薬剤性血栓性微小血管症の原因薬剤 p.368, 50）

§ 妊娠

§ 膠原病（全身性エリテマトーデス，混合性結合組織病）

§ 造血幹細胞移植関連

147　血球貪食症候群のトリガー

§ 薬剤（抗てんかん薬など）

§ ウイルス感染症(EBウイルスやデングウイルスなど)

§ 全身性エリテマトーデス / 成人 Still 病 / 全身型若年
　性特発性関節炎

§ EBV 関連 T-NK リンパ増殖症 / 血管内リンパ腫

§ 菊池病

148　先天的な出血傾向

§ 血友病 / その他の先天性凝固因子欠乏症

§ von Willebrand 病

§ 血管型 Ehlers-Danlos 症候群

§ Marfan 症候群

§ 遺伝性出血性毛細血管拡張症

149　血栓素因を疑う時

§ 静脈血栓症を繰り返している

§ 40 歳代以前に静脈血栓症を発症

§ 家系内の若年性血栓症の発現

§ 特殊な血栓症の発症（脳静脈洞血栓，腸間膜静脈血栓，門脈血栓）

§ 習慣性胎児死亡の既注

150　血栓素因の原因

§ ホルモン補充療法 / ピル使用

§ 抗リン脂質抗体症候群

§ プロテイン S 欠乏

§ プロテイン C 欠乏

§ アンチトロンビン欠乏

151　後天性の血栓素因（血液疾患）

§ 過粘稠度症候群

§ 血栓性血小板減少性紫斑病

§ 本態性血小板血症

§ 真性多血症

§ 発作性夜間血色素尿症

152　後天性の血栓素因（血液疾患以外）

§ 悪性腫瘍

§ ピル使用

§ ネフローゼ症候群

§ 抗リン脂質抗体症候群

§ Cushing 症候群

153　原因不明の鉄欠乏性貧血
(*Helicobacter pylori* 関連以外)

§ 小腸病変 / 小腸疾患

§ 後天性血友病 A/ 凝固第Ⅷ因子インヒビター

§ セリアック病

§ 肺ヘモジデローシス

§ 隠れて瀉血（自傷行為，不適切な美容・健康法として）

154　巨大な脾腫

§ indolent lymphoma

§ 慢性骨髄性白血病 / 骨髄増殖性腫瘍

§ 遺伝性球状赤血球症

§ Niemann-Pick 病

§ サルコイドーシス

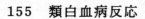

155 類白血病反応

§ G-CSF 投与

§ ステロイド投与

§ 菌血症

§ 偽膜性腸炎 / 嫌気性菌感染症

§ 脳出血 / くも膜下出血

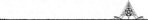

156 白血病の髄外病変の部位

§ 骨

§ 皮膚 / 皮下

§ リンパ節

§ 中枢神経

§ 消化管 (小腸, 胃・十二指腸)

157　AL アミロイドーシスの罹患臓器

§ 腎臓

§ 心臓

§ 消化管

§ 自律神経 / 末梢神経

§ 肝臓

158　"FDG-avid lymphoma"
（FDG がよく集積するリンパ腫）

§ びまん性大細胞型 B 細胞リンパ腫

§ 濾胞性リンパ腫

§ Hodgkin リンパ腫

§ マントル細胞リンパ腫

§ Burkitt リンパ腫

159 肺塞栓における唯一の症候と
なり得るもの

§ 頻脈

§ 失神

§ 労作時呼吸困難

§ 心房細動の新規発症

§ 心停止

§ 喀血

160 非典型的な狭心痛 or 急性冠症候群の「胸痛」以外の訴え

§ 歯痛

§ 左上肢の痛み

§ 嘔吐

§ 低血圧

§ 右肩あるいは右上肢の痛み

§ 吃逆

§ 甲状腺機能亢進症

§ 肺塞栓症

§ 菌血症

§ 低血糖

§ 褐色細胞腫

162　徐脈

§ 下壁梗塞

§ 医薬品中毒（抗不整脈薬，テオフィリン，炭酸リチウム，カルバマゼピンなど）

§ 他の中毒（バイケイソウ，シガテラ，テングタケ，シャクナゲなど）

§ 心サルコイドーシス / 心アミロイドーシス

§ Fisher 症候群

§ 辺縁系脳炎

163　起立性低血圧

§ Parkinson 病 / 多系統萎縮症 / Lewy 小体型認知症

§ 消化管出血

§ 子宮外妊娠

§ 視神経脊髄炎スペクトラム疾患

§ 遺伝性 ATTR アミロイドーシス

164　完全房室ブロックの原因

§ 虚血性心疾患

§ 薬剤性

§ サルコイドーシス

§ 拡張型心筋症

§ 筋ジストロフィー / 先天性

165 心室頻拍の原因

§ 陳旧性心筋梗塞

§ 心筋症

§ 心不全の既注

§ recent onset の心筋梗塞

§ 特発性（左脚ブロック＋右軸偏位型）

166 末梢動脈疾患の原因
（閉塞性動脈硬化症以外）

§ Buerger 病

§ 血管炎（結節性多発動脈炎，川崎病，高安病，
　クリオグロブリン血症）

§ 抗リン脂質抗体症候群

§ Blue toe syndrome

§ クラゲ毒 / クラゲ刺傷

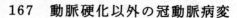

167　動脈硬化以外の冠動脈病変

§ 川崎病

§ 高安病

§ IgG4 関連疾患

§ 全身性エリテマトーデス

§ Marfan 症候群 / 血管型 Ehlers-Danlos 症候群

168　心臓内腫瘍

§ 粘液腫

§ 肉腫

§ リンパ腫

§ 線維腫

§ 乳頭腫

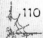

169 大動脈周囲の病変

§ 悪性リンパ腫 / リンパ増殖性疾患

§ がんの進展 / 転移性病変

§ IgG4 関連疾患

§ サルコイドーシス

§ Erdheim-Chester 病

170 高安病の晩期合併症

§ 悪性高血圧（腎動脈狭窄，大動脈縮窄症）

§ 大動脈弁閉鎖不全 / うっ血性心不全

§ 心筋梗塞

§ 解離性動脈瘤 / 動脈瘤破裂

§ 脳梗塞

171 全身性エリテマトーデスにみられる 心臓障害

§ 心筋障害（心筋炎 / 劇症型心筋炎，心筋症）

§ 心嚢水貯留 / 心膜炎・心外膜炎

§ 冠動脈イベントのリスク上昇

§ Libman-Sacks 心内膜炎 / 塞栓症

§ 心房内血栓

172 収縮性心膜炎の 5 大「なし」

§ 心エコー異常なし

§ BNP 上昇なし

§ 肺高血圧なし

§ 心嚢水なし

§ 心膜の肥厚なし

173 収縮性心膜炎の原因（特発性以外）

§ ウイルス感染後 / 結核性心膜炎後

§ 治療後（心臓外科手術，放射線治療）

§ 心膜悪性中皮腫

§ IgG4 関連収縮性心膜炎

§ 関節リウマチ

174 拘束型心筋症の原因

§ 好酸球性

§ 強皮症

§ アミロイドーシス

§ サルコイドーシス

§ 特発性

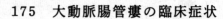
§ 消化管出血

§ 局所痛 / 腹痛

§ 発熱

§ 菌血症

§ 失神

176 成人の反復する肺炎（誤嚥以外）

§ 器質化肺炎

§ 薬剤性（漢方薬，免疫チェックポイント阻害薬，
  メサラジン，抗リウマチ薬など）

§ 横隔神経麻痺

§ 原発性免疫不全症（分類不能型免疫不全症，IgG
  サブクラス欠損症など）

§ 肺粘表皮癌

§ ウェステルマン肺吸虫症

177　器質化肺炎の原因（特発性以外）

§ 関節リウマチ /Sjögren 症候群

§ 感染性の肺炎後

§ リンパ腫

§ 免疫チェックポイント阻害薬による免疫関連有害事象（irAE）

§ 器質化肺炎の改善後・治療後に原因がわかる

178　原因のわかる好酸球性肺炎の原因

§ 薬剤性

§ 好酸球性多発血管炎性肉芽腫症

§ アレルギー性気管支肺アスペルギルス症

§ 寄生虫感染症

§ 気管支中心性肉芽腫症

179　胸膜性の胸痛

§ 胸膜炎

§ がん / リンパ腫 / 中皮腫

§ 膿胸

§ 外傷（肋骨損傷・骨折など）

§ Bornholm 病

180　呼吸で増悪する局所的な胸郭の痛み

§ 胸膜痛

§ 肋骨損傷 / 骨折

§ 骨腫瘍 / 骨転移

§ 肺癌の浸潤

§ 気胸

181　滲出性胸水（片側）

§ 膿胸 / 肺炎随伴性胸水

§ 癌性胸水 / 癌の胸膜転移

§ 結核性胸膜炎

§ リンパ腫

§ 大動脈解離

182 滲出性胸水（両側）

§ リウマチ / 全身性エリテマトーデス

§ IgG4 関連疾患

§ リンパ腫（原発性滲出性リンパ腫, EBV 関連リンパ
  増殖性疾患など）

§ 結核性胸膜炎

§ Yellow nail syndrome

§ 心膜炎

183 乳び胸水

§ 外傷

§ 術後

§ 悪性疾患（リンパ腫，癌）

§ 特発性

§ リンパ管平滑筋腫症

§ 悪性（癌，肉腫，中皮腫，リンパ腫，縦隔腫瘍）

§ 内胸動脈瘤・気管支動脈瘤の破裂

§ 肺動静脈奇形の破裂

§ 神経線維腫症 I 型 / Recklinghausen 病

§ 異所性子宮内膜症

§ 尿毒症性胸膜炎

§ 気管支拡張症

§ 肺癌

§ 非結核性抗酸菌症 / 肺結核

§ 肺アスペルギルス症

§ 胸部大動脈瘤の破裂 / 大動脈解離

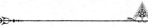

186 大量喀血 (感染症以外)

§ 気管支拡張症

§ 肺癌

§ 動脈瘤の破裂 (肺動脈, 気管支動脈, 大動脈)

§ 気管支動脈蔓状血管腫

§ 気管支動脈 - 肺動脈瘻

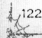

187　wheeze（呼気時の高調な喘鳴）

§ 気管支喘息

§ 心不全 / 肺水腫

§ 増悪した COPD

§ 肺塞栓

§ 気管軟化症

188　治療抵抗性の気管支喘息

§ アドヒアランス不良 / 受動喫煙など

§ 好酸球性多発血管炎性肉芽腫症

§ 気管・気管支・喉頭結核

§ 気管軟化症

§ びまん性汎細気管支炎

§ 食道アカラシア

189 血清 IgG 高値を伴う肺野異常

§ 関節リウマチ

§ Sjögren 症候群

§ IgG4 関連疾患

§ ANCA 関連血管炎

§ Castleman 病

190 良性肺腫瘍

§ 過誤腫

§ 平滑筋腫

§ 良性転移性平滑筋腫

§ 硬化性血管腫

§ 炎症性偽腫瘍

191 横隔神経麻痺（手術によるもの以外）

§ immune brachial plexus neuropathy

§ 帯状疱疹

§ 筋萎縮性側索硬化症

§ Charcot-Marie-Tooth 病

§ 中毒（貝毒，フグ毒）

§ 多発性硬化症

192 敗血症性塞栓の原因

§ 口腔外科領域 / 深頸部感染症

§ アトピー性皮膚炎 / 慢性化膿性皮膚疾患

§ 血管内留置カテーテルの存在

§ 三尖弁・心室中隔欠損を基礎にした感染性心内膜炎

§ 経静脈的違法薬物の使用

193 繰り返す気胸（自然気胸以外）

§ 異所性子宮内膜症 / 月経随伴性気胸

§ 悪性胸膜中皮腫

§ Birt-Hogg-Dubé 症候群

§ リンパ脈管筋腫症

§ 血管型 Ehlers-Danlos 症候群

---

194 イソニアジド中毒でみられる症候
(嘔吐以外)

---

§ 光線過敏

§ 代謝性アシドーシス

§ 昏睡 / 痙攣

§ 高血糖

§ 急性肝不全

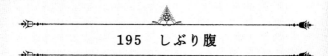

195 しぶり腹

---

§ 結腸通過時間の遅延していない，残便感を伴う機能性便秘

§ 便排泄困難感を訴える機能性便秘

§ 潰瘍性大腸炎

§ S状結腸〜直腸癌

§ 偽膜性大腸炎

§ 前皮神経絞扼症候群

§ 好酸球性消化管疾患

§ Nutcracker 症候群 / 骨盤内うっ滞症候群

§ 機能性腹痛症候群 (functional abdominal pain syndrome: FAPS)

§ 静脈硬化性大腸炎 (phlebosclerotic colitis) / 腸間膜静脈硬化症

§ 腸管嚢腫状気腫症

197 繰り返す腹痛（消化器疾患以外）

§ 子宮内膜症

§ 家族性地中海熱

§ 遺伝性血管性浮腫

§ 急性間欠性ポルフィリン症

§ 側頭葉てんかん

198 （が）まだ見たことがない腹痛

§ 脾動脈瘤の破裂

§ 尿膜管嚢胞の感染

§ 腎血管筋脂肪腫の破裂

§ 腹直筋鞘血腫

§ 鉛中毒

§ 肝硬変

§ 悪性関連 (p.131, 200)

§ うっ血性心不全

§ ネフローゼ症候群

§ 透析患者

200　悪性関連の腹水

§ 腹膜播種 (卵巣癌, 子宮癌, 膵癌, 胃癌, 大腸癌, 肺癌, 乳癌)

§ 肝細胞癌によるリンパ閉塞 / 門脈圧亢進

§ 広範な・多発する肝転移

§ 腹膜癌 / 腹膜中皮腫 / 腹膜偽粘液腫

§ リンパ腫

201 乳び腹水

§ 術後のリンパ管損傷

§ リンパ腫や肝細胞癌などによるリンパ管閉塞

§ 肝硬変

§ 膵炎後

§ 結核性

202 その他の腹水

§ 全身性エリテマトーデス

§ 収縮性心膜炎

§ 蛋白漏出性胃腸症

§ urine ascites（尿性腹水）/ 膀胱破裂後など

§ 急性妊娠脂肪肝

§ 家族性地中海熱

203 急性肝炎（アルコール性以外）

§ EB ウイルス感染症

§ 肝炎ウイルス（A，B，E）

§ 薬剤性（漢方薬，ダビガトラン，メトトレキサート
など）

§ 自己免疫性肝炎

§ 梅毒性

204 急性肝不全の原因

§ 肝炎ウイルス

§ 循環不全

§ 薬剤性

§ 自己免疫性肝炎

§ リンパ腫の浸潤

205 非ウイルス性・非アルコール性
肝硬変の原因

§ 脂肪性肝疾患

§ 原発性胆汁性胆管炎

§ Wilson 病

§ 自己免疫性肝炎

§ ヘモクロマトーシス

206 Budd-Chiari 症候群の原因

§ 特発性

§ 骨髄増殖性腫瘍

§ 好酸球増多症

§ Behçet 病

§ 抗リン脂質抗体症候群

207　黄疸の稀な原因（膵疾患以外）

§ IgG4 関連硬化性胆管炎

§ 原発性硬化性胆管炎

§ 急性妊娠脂肪肝

§ Burkitt リンパ腫

§ E 型肝炎

208 肝性脳症

§ 肝硬変

§ シャント異常（門脈体循環シャント）

§ 急性肝炎

§ 薬剤性肝障害

§ 多発性嚢胞腎

§ 収縮性心膜炎

209　急性膵炎の原因
（アルコールと胆石以外）

§ 高トリグリセライド血症

§ 薬剤性

§ 膵管胆道合流異常

§ 腹部外傷

§ 膵管癒合不全

210　回盲部潰瘍（simple ulcer 以外）

§ Crohn 病

§ 腸管 Behçet

§ 骨髄異形成症候群の染色体異常を伴う患者の Behçet
　症状

§ 腸結核

§ 腸管スピロヘータ症

211 小腸潰瘍 / びらん（回盲部病変以外）

§ NSAIDs 起因性

§ Crohn 病

§ 好酸球性消化管疾患 / 好酸球増多症

§ 非特異性多発性小腸潰瘍症 /Chronic enteropathy associated with *SLCO2A1*（CEAS）

§ EBV 関連リンパ増殖性疾患 / 慢性活動性 EBV 感染症

§ 家族性地中海熱

212 小腸の，粘膜下腫瘍様隆起の形態を 呈する腫瘍性・腫瘍様病変

§ GIST

§ 脂肪腫

§ inflammatory fibroid polyp（IFP）

§ 異所性膵

§ neuroendocrine tumor（NET）

§ Meckel 憩室内翻症

§ リンパ管腫

§ pyogenic granuloma

§ 血管性病変（Dieulafoy's lesion，AVM）

§ 食餌性

§ 閉鎖孔ヘルニア

§ 大腿ヘルニア

§ 腸重積（大腸癌，リンパ腫など）

§ 大網裂孔ヘルニア

§ 小腸アニサキス

§ 鼠径ヘルニア偽還納

214　腸管気腫症の原因

§ α-グルコシダーゼ阻害薬の服用

§ 分子標的薬（ベバシズマブ，スニチニブ）の使用

§ 非閉塞性腸管梗塞症

§ 強皮症

§ トリクロロエチレンの曝露

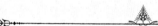

215　蛋白漏出性胃腸症の原因
（腸管要因が主）

§ 炎症性腸疾患

§ 腸リンパ管拡張症

§ Ménétrier 病

§ アミロイドーシス

§ Cronkhite-Canada 症候群

216 蛋白漏出性胃腸症の原因
（腸管外要因が主）

§ 全身性エリテマトーデス

§ 非代償性・腹水貯留の肝硬変

§ Budd-Chiari 症候群

§ 収縮性心膜炎

§ Fontan 手術後

217 自己免疫性胃炎（A型胃炎）で
みられる所見

§ 胃体部の高度萎縮で胃前庭部には萎縮を認めない，
いわゆる逆萎縮像

§ 抗胃壁細胞抗体・抗内因子抗体の陽性

§ ビタミン B_{12} 吸収障害（大球性変化・貧血）

§ 鉄の吸収障害（鉄欠乏性貧血）

§ 高ガストリン血症 / 胃 NET（neuroendocrine cell
tumor）の合併

218　十二指腸リンパ腫の内訳

§ 濾胞性リンパ腫

§ びまん性大細胞型 B 細胞リンパ腫

§ MALT リンパ腫

§ マントル細胞リンパ腫

219　全身性の自己免疫疾患による
十二指腸病変

§ IgA 血管炎

§ 好酸球性多発血管炎性肉芽腫症

§ 全身性エリテマトーデス

§ 結節性多発動脈炎

§ 顕微鏡的多発血管炎

220　腸管感染症の原因病原体
（ウイルス以外）

§ *Campylobacter jejuni*

§ 腸管出血性大腸菌（EHEC）

§ サルモネラ（チフス以外）

§ 赤痢アメーバ

§ クドア（ヒラメに寄生する寄生虫）

221　好酸球性食道炎を疑う状況

§ 食道に由来する症状がある（嚥下障害，つかえ感）

§ 30〜50代の男性

§ プロトンポンプ阻害薬が無効

§ 末梢血の好酸球増多

§ CT で食道壁が肥厚している / 食物の食道内停留

222 全身性エリテマトーデスの
消化管病変

§ ループス腸炎 - 虚血性腸炎型（小腸の広範な浮腫）

§ ループス腸炎 - 多発潰瘍型（直腸やS状結腸の打ち
　抜き状潰瘍の多発）

§ 結腸穿孔

§ 血管炎に起因した胃・十二指腸潰瘍

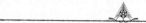

223 好酸球性多発血管炎性肉芽腫症の
消化管病変（潰瘍・びらん）の部位

§ 遠位大腸

§ 十二指腸

§ 空腸

§ 回腸

§ 回腸末端

224 異物誤飲で，速やかに 内視鏡で除去すべきもの

§ 鋭く尖ったもの

§ ボタン電池

§ 磁石

§ 硬貨

§ PTP 包装シート

225 ブチルスコポラミンの良い適応

§ 攣縮性腸管疼痛

§ 尿管結石

§ 胆石疝痛

§ 陣痛

226 嘔吐の反復で受診，急性胃腸炎として
経過観察入院した患者の最終診断

§ 腸閉塞

§ 脳幹・小脳の梗塞 / 出血

§ くも膜下出血

§ 急性閉塞隅角緑内障

§ 急性腎盂腎炎

§ 肺疾患（肺癌，肺炎）

§ 脳・脊髄由来（髄膜炎，脳炎，脊髄損傷，リンパ腫）

§ 薬剤性（多くの抗てんかん薬，多くの精神病薬 /
　抗うつ薬，シクロフォスファミド）

§ Guillain-Barré 症候群 / Fisher 症候群

§ つつが虫病

§ 急性間欠性ポルフィリン症

228 血尿（糸球体性）

§ 糸球体腎炎

§ IgA 腎症

§ Alport 症候群

§ 菲薄基底膜病

§ イムノタクトイド糸球体症

229 血尿（糸球体性以外の腎性）

§ 腎・腎盂腫瘍

§ 腎・腎盂結石

§ 血管（腎梗塞, IgA 血管炎, 壊死性血管炎, 腎静脈血栓症）

§ 間質性腎炎

§ 多発性嚢胞腎

230 血尿（腎外性）

§ 膀胱病変

§ 尿管病変

§ 前立腺病変

§ 腎周囲病変

§ 血管病変（大動脈解離，腎動脈本幹塞栓，高安病，
　動脈瘤）

231 血尿（その他）

§ 抗凝固療法中

§ 外傷

§ 薬剤性

§ 菌血症

§ 男性 3%，女性 12% の健常者

232　蛋白尿（糸球体性，ただし一次性除く）

§ 糖尿病性腎症 / 高血圧性腎硬化症

§ IgA 腎症

§ 感染後糸球体腎炎 / HIV 関連腎症

§ ループス腎炎

§ 腎アミロイドーシス

233　蛋白尿（糸球体疾患以外）

§ Overflow 蛋白尿（多発性骨髄腫，横紋筋融解，
血管内溶血，急性骨髄性白血病）

§ 妊娠高血圧腎症

§ 尿細管間質性腎炎

§ 起立性 / 一過性

§ ダサチニブ使用中

234　補体低下を伴うネフローゼ症候群

§ ループス腎炎

§ 膜性増殖性糸球体腎炎

§ 溶連菌感染後糸球体腎炎

§ クリオグロブリン血症性血管炎

§ 肝硬変患者に偶然生じたネフローゼ症候群

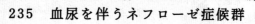

235　血尿を伴うネフローゼ症候群

§ ループス腎炎

§ 巣状分節性糸球体硬化症

§ IgA 血管炎

§ 急発症の IgA 腎症

§ Alport 症候群

§ C1q 腎症

236 ネフローゼ＋糸球体腎炎の両方が 共存し得る病態

§ IgA 腎症

§ 全身性エリテマトーデス

§ 感染性心内膜炎

237 半月体を形成せず，急性進行性糸球体 腎炎様のプレゼンテーションをとり得る病態

§ コレステロール塞栓

§ 血栓性微小血管症

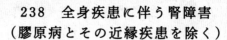

238　全身疾患に伴う腎障害
（膠原病とその近縁疾患を除く）

§ 糖尿病性腎症

§ 痛風腎

§ 軽鎖沈着症（単クローン性免疫グロブリン沈着症）

§ アミロイドーシス

§ 肥満関連腎症

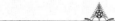

239　巣状分節性糸球体硬化症の原因や背景

§ 一次性（微小変化群と似る）

§ HIV によるもの

§ 真性多血症によるもの

§ 遺伝子異常

§ チアノーゼ腎症

240　膜性腎症（一次性以外）

§ 膠原病（全身性エリテマトーデス，MPO-ANCA 関連血管炎，Sjögren 症候群）

§ 消化管疾患（がん，GIST）

§ IgG4 関連疾患

§ 性行為関連感染症（HIV，梅毒，HBV）

§ 薬剤性

241　膜性増殖性糸球体腎炎（一次性以外）

§ 全身性エリテマトーデス

§ 感染後（パルボウイルス，肝炎ウイルス）

§ 軽鎖沈着症（単クローン性免疫グロブリン沈着症）

§ クリオグロブリン血症

§ 血液疾患

242　間質性腎炎の原因（薬剤性以外）

§ サルコイドーシス

§ IgG4 関連疾患

§ TINU 症候群

§ Sjögren 症候群

§ *Yersinia pseudotuberculosis* 感染症

§ 骨髄腫と類縁疾患

243 骨髄移植後腎症の原因
（移植後後期；30 日以降）

§ 移植後血栓性微小血管症

§ 慢性 GVHD 関連ネフローゼ症候群

§ カルシニューリン阻害薬

§ ダサチニブ

§ 放射線腎症

244 Fanconi 症候群を疑うデータ異常・症候

§ 低尿酸血症

§ 低 P 血症

§ 尿糖

§ 多飲 / 多尿

§ 低 K 血症

245 Fanconi 症候群の原因（先天性以外）

§ バルプロ酸

§ 骨髄腫と類縁疾患

§ テノホビル / アデホビル

§ Sjögren 症候群

§ レジオネラ肺炎

246 透析患者の全身痙攣

§ 可逆性後頭葉白質脳症（posterior reversible encephalopathy syndrome: PRES）

§ 熱中症

§ 低P血症

§ 抗てんかん薬（フェノバルビタール，ガバペンチン，トピラマート）の血中濃度減少

§ 透析導入理由がループス腎炎である場合の精神神経ループス発症

§ スギヒラタケ摂食／スギヒラタケ関連脳症

247　腎代替療法

§ 血液透析

§ 献腎移植

§ 生体腎移植

§ 連続携行式腹膜透析

§ 自動腹膜透析

248　結節性紅斑と紛らわしい病態

§ 皮膚型結節性多発動脈炎

§ 血液腫瘍の浸潤 / 髄外造血

§ 打撲 /DV

§ 膵炎に伴う皮下結節性脂肪壊死症

§ 結核疹

249 結節性紅斑の背景や原因

§ 原因不明

§ 溶連菌感染症

§ 血液腫瘍

§ 妊娠

§ 炎症性腸疾患

250 多発する皮下結節あるいは腫瘤

§ あらゆるリンパ腫

§ 多発性骨髄腫

§ メトトレキサート関連リンパ増殖性疾患

§ サルコイドーシス

§ 急性膵炎

251　触知できる紫斑

§ IgA 血管炎

§ 過敏性血管炎

§ ANCA 関連血管炎

§ 髄膜炎菌菌血症

§ 細菌性心内膜炎

252　点状出血と紫斑

§ 血管炎（IgA 血管炎，クリオグロブリン血症性血管
炎，皮膚型結節性多発動脈炎）

§ 血小板減少性紫斑病

§ 薬剤の副作用（過敏性血管炎／蕁麻疹様血管炎）

§ 菌血症（髄膜炎菌，黄色ぶどう球菌）

§ paraneoplastic vasculitis

253 多形滲出性紅斑

§ ウイルス

§ マイコプラズマ感染症

§ 抗てんかん薬

§ 抗菌薬

§ 血液腫瘍

254 斑状丘疹状皮疹

§ 薬疹

§ ウイルス性（麻疹，風疹）

§ 梅毒性バラ疹

§ リケッチア症（つつが虫病，日本紅斑熱）

§ 川崎病

255　入院発症の皮疹

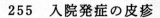

§ 入院後投与された薬剤による薬疹

§ 入院直前に開始されていた薬剤による薬疹

§ 入院後・入院前の薬剤の中止(外用薬，抗アレルギー薬，ステロイド，免疫抑制剤など)

§ 原病由来（病原体への反応，自己免疫疾患，血液腫瘍の浸潤など）

§ 特殊な薬疹（急性汎発性発疹性膿疱症など）

§ 発疹をきたすウイルスの院内感染

256　蕁麻疹

§ 特発性

§ 薬剤性

§ 抗甲状腺抗体

§ 物理的因子（温熱，圧迫，運動，寒冷，日光）

§ 抗 IgE 抗体 / 抗 IgE 受容体抗体

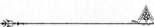

257　皮膚瘙痒症

§ 老人性皮膚瘙痒症

§ 透析皮膚瘙痒症 / 尿毒症

§ 胆汁うっ滞 / 肝硬変

§ 妊娠

§ 真性多血症

258 　紅斑＋多発する無菌性小膿疱

§ 急性汎発性発疹性膿疱症

§ 薬剤性過敏症症候群

§ 膿疱性乾癬

§ Behçet 病

§ Sneddon-Wilkinson 病（角層下膿疱症）

259 　皮膚に膿疱をつくる疾患

§ 掌蹠膿疱症

§ 膿疱性乾癬

§ Behçet 病

§ 膿疱型薬疹

§ Sneddon-Wilkinson 病（角層下膿疱症）

260　皮膚落屑

§ 手足口病

§ ぶどう球菌性熱傷様皮膚症候群

§ 川崎病

§ トキシックショック症候群

§ 急性汎発性発疹性膿疱症

261　水疱性皮疹（小さな水疱）

§ 水痘・帯状疱疹

§ 手足口病

§ Kaposi 水痘様発疹症

§ Behçet 病

§ Duhring 疱疹状皮膚炎

262 水疱性皮疹（大きな水疱）

§ 水疱性類天疱瘡

§ 尋常性天疱瘡

§ 後天性表皮水疱症

§ 熱傷／日光性皮膚炎

§ 水疱型エリテマトーデス

263 紅皮症の背景疾患

§ 乾癬

§ 薬剤性（カルバマゼピン・フェニトイン，アロプリ
  ノール，サルファ剤，NSAIDs）

§ "Eczema"

§ 皮膚T細胞リンパ腫

§ 更年期症候群

§ 酒さ

§ カルチノイド症候群

§ 全身性肥満細胞症

§ VIP 産生腫瘍

265　低汗症 / 無汗症

§ 薬剤性（抗コリン薬，抗精神病薬，一部の抗てんかん薬）

§ 神経障害（中枢：多発性硬化症や多系統萎縮症，末梢：糖尿病など）

§ 先天性（Fabry 病，汗腺低形成）

§ Sjögren 症候群

§ 特発性あるいは自己免疫性の，後天性（全身性）低汗症・無汗症

266 脱毛症

§ 休止期脱毛

§ 男性型脱毛症 / アンドロゲン性脱毛症

§ 円形脱毛症

§ 薬剤性

§ 皮膚エリテマトーデス / 全身性エリテマトーデス

§ サルコイドーシス

267 下腿潰瘍の原因

§ 静脈瘤によるうっ滞性皮膚炎

§ リンパ浮腫

§ 閉塞性動脈硬化症 /Buerger 病 / 塞栓症

§ 結節性多発動脈炎

§ 強皮症

§ Bazin 硬結性紅斑

268 びまん性の色素沈着

§ Addison 病 / 異所性 ACTH 症候群

§ 肺癌

§ Peutz-Jeghers 症候群

§ ヘモクロマトーシス

§ 原発性胆汁性胆管炎

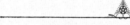

269 脂漏性皮膚炎が重症化する疾患
（重症化したら考える疾患）

§ Parkinson 病

§ HIV/AIDS

270 壊疽性膿皮症に関連する疾患
（見たら探す疾患）

§ 潰瘍性大腸炎

§ 骨髄異形成症候群

§ がん / スニチニブ投与後

§ 免疫グロブリンに関連する疾患（MGUS，低ガンマ
　グロブリン血症 /Good 症候群，多発性骨髄腫）

§ 高安病

271 皮膚にできたいわゆる「疣（いぼ）」

§ 尋常性疣贅

§ 伝染性軟属腫（みずいぼ）

§ 水痘

§ 基底細胞癌

§ 光沢苔癬

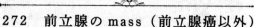

272 前立腺の mass（前立腺癌以外）

§ 前立腺膿瘍

§ 多発血管炎性肉芽腫症

§ 前立腺原発リンパ腫

§ 白血病の髄外造血 / 骨髄肉腫

§ solitary fibrous tumor（孤立性線維性腫瘍）

273 陰嚢痛

§ 精巣上体炎

§ 精索静脈瘤 / 静脈うっ滞

§ 精巣腫瘍（胚細胞腫瘍）

§ 精巣炎（ムンプスウイルス感染症）

§ 血管炎（IgA 血管炎，結節性多発動脈炎）

§ 嵌頓や絞扼した外鼠径ヘルニア

§ 皮膚・軟部組織感染症

§ 精巣捻転（10代の小児で）

§ ネフローゼ症候群

§ 精索静脈瘤 / 静脈うっ滞

275　持続勃起症

§ 外傷性 / 動脈性

§ 薬剤性（抗精神病薬，シルデナフィル，α遮断薬）

§ 慢性骨髄性白血病

§ 陰茎転移 / 陰茎癌 / 陰茎原発リンパ腫

§ 小児 / 思春期における原因不明のもの

276　子宮外妊娠を疑う徴候（腹痛以外）

§ 低血圧 / 失神

§ 貧血

§ 頻脈

§ 月経の遅れ

§ 膣からの出血

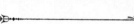

277　慢性骨盤痛

§ 子宮内膜症 / 子宮腺筋症

§ 慢性前立腺炎様症候群

§ 恥骨骨炎

§ 骨盤うっ血症候群

§ 性的虐待 / 性的虐待の既往

§ 膣炎

§ 閉経

§ 子宮内膜症

§ Sjögren 症候群

§ ワギニスムス（膣痙攣）

§ 子宮萎縮

§ 子宮体癌

§ 副腎皮質ステロイド／ホルモン補充療法

§ 子宮内膜過形成

§ 抗凝固療法

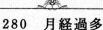

280　月経過多

§ 子宮筋腫

§ 子宮腺筋症

§ 無排卵（卵巣機能低下，多嚢胞性卵巣症候群，ホルモンバランスの未熟）

§ 子宮内膜ポリープ

§ 凝固障害

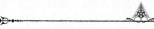

281　続発性無月経

§ 妊娠

§ 多嚢胞性卵巣症候群

§ 体重減少 / 栄養障害

§ 下垂体疾患

§ ゴナドトロピン分泌低下症

282　妊娠していない女性の乳汁分泌

§ 薬剤性（メトクロプラミド，スルピリド）

§ ストレス

§ 乳癌

§ プロラクチノーマ

§ 慢性腎不全

283　良性の乳房腫瘤

§ 乳腺線維腺腫

§ 乳瘤

§ 乳腺線維嚢胞症

§ 乳腺膿瘍

§ 血管炎（巨細胞性動脈炎，結節性多発動脈炎）

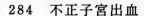

284　不正子宮出血

§ 子宮頸部の問題（性交による外傷，頸管炎，頸癌）

§ 子宮体部の問題（筋腫，腺筋症，ポリープ）

§ ホルモン剤使用（エストロゲン単独補充療法，プロゲステロンだけのホルモン剤／緊急避妊薬ノルレボ®）

§ 無排卵状態（閉経時期周辺，多嚢胞性卵巣症候群，甲状腺機能低下症）

§ 自然流産／子宮外妊娠

§ 子宮内膜異型増殖症

§ エストロゲン単独補充療法

§ 肥満

§ 閉経後の出血の反復

§ 遅い閉経（52 歳以降）

§ 未産婦

286 急性の嗄声

§ 大動脈解離

§ アナフィラキシー

§ 喉頭蓋炎

§ 延髄外側梗塞（Wallenberg 症候群）

§ かぜ（喉頭型）

§ 悪性腫瘍

§ overuse/ 職業性

§ 甲状腺機能低下症

§ 転換性障害

§ サルコイドーシス

§ 高安病 / 巨細胞性動脈炎

288 咽頭所見が正常の「のどが痛い」

§ ペンライトの可視範囲より奥のアフタ性病変

§ 喉頭炎

§ 亜急性甲状腺炎

§ 甲状腺腺腫内出血

§ 特発性縦隔気腫

289　背景疾患を探すべき「口内炎」

§ Behçet 病

§ Crohn 病

§ 全身性エリテマトーデス

§ 自己免疫性水疱症

§ HIV/AIDS

§ 舌癌

187

290　ビスフォスフォネート
関連顎骨壊死のリスク

§ ステロイド使用中

§ がん患者 / 化学療法中

§ 口腔衛生の不良

§ 歯科外科処置

§ ビスフォスフォネート使用 3 年以上

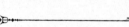

291　原因を特定すべき鼻出血

§ 多発血管炎性肉芽腫症

§ aggressive lymphoma/ 急性白血病＋播種性血管
　内凝固

§ 後天性血友病 A

§ 遺伝性出血性毛細血管拡張症

§ ループスアンチコアグラント・低プロトロンビン血
　症症候群

292　鼻中隔炎症・鼻内病変

§ 多発血管炎性肉芽腫症

§ 節外性 NK/T 細胞リンパ腫，鼻型

§ コカイン使用

§ リーシュマニア症

§ *Klebsiella rhinoscleromatis* 感染症

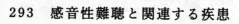
§ 髄膜炎

§ Vogt- 小柳 - 原田病

§ 血管炎

§ 再発性多発軟骨炎

§ 抗リン脂質抗体症候群

§ ミトコンドリア脳筋症 （MELAS）

294 他覚的耳鳴（身体音）

§ 頸静脈由来の静脈性雑音

§ 頸動脈雑音／心雑音の伝導音

§ 硬膜動静脈瘻／脳静脈洞血栓症

§ 鼓室に生じたパラガングリオーマ

§ 軟口蓋あるいは中耳のミオクローヌス

295　red eye
（結膜下出血，細菌・ウイルス以外）

§ 強膜炎・上強膜炎をきたす疾患

§ ぶどう膜炎をきたす疾患

§ 急性閉塞隅角緑内障

§ 頸動脈 - 海綿静脈洞瘻

§ レプトスピラ症

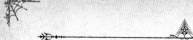

296　眼痛（角膜・強膜・ぶどう膜・硝子体を侵す疾患以外）

§ 急性閉塞隅角緑内障

§ 眼窩病変（蜂窩織炎，炎症性偽腫瘍）

§ 視神経炎

§ 片頭痛 / 群発頭痛

§ デング熱

297　発赤や疼痛を伴う眼周囲の浮腫・腫脹（眼瞼炎や帯状疱疹以外）

§ 眼窩隔膜前蜂窩織炎 / 眼窩蜂窩織炎

§ 海綿静脈洞症候群

§ リンパ腫

§ 眼窩炎症性偽腫瘍

§ Basedow 眼症

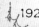

298 発赤や疼痛を伴わない，
眼周囲〜眼瞼の浮腫・腫脹

§ 血管性浮腫

§ IgG4 関連疾患

§ MALT リンパ腫

§ ネフローゼ症候群

§ 夜じゅう号泣あるいは飲酒して就褥した翌日

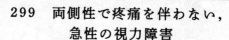

299 両側性で疼痛を伴わない，急性の視力障害

§ コントロール不良の糖尿病

§ ブチルスコポラミン筋注後

§ ヒステリー / 解離反応 / 転換症

§ 片頭痛発作

§ 頭部外傷後

§ Leber（レーベル）遺伝性視神経症

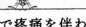

300　片側性で疼痛を伴わない，
急性の視力障害

§ 一過性黒内障

§ 網膜中心静脈閉塞症（視神経内で静脈が閉塞する）

§ 網膜静脈分枝閉塞症（網膜内の静脈が閉塞する）

§ 網膜剥離

§ 出血量の多い硝子体出血

301　片側性で疼痛を伴う，急性の視力障害

§ ぶどう膜炎

§ 視神経炎

§ 急性閉塞隅角緑内障

§ 巨細胞性動脈炎

§ 角膜上皮剥離 / 外傷・外因

302 固形腫瘍に随伴する症候

§ SIADH

§ 高 Ca 血症

§ 腫瘍自体の圧迫・閉塞症状

§ 末梢神経障害

§ 非細菌性血栓性心内膜炎

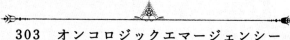

303 オンコロジックエマージェンシー

§ 明らかな神経症状の急な出現を伴う，脊髄圧迫症候群

§ 気道閉塞が切迫している気道・縦隔病変

§ 急性白血病/芽球出現を伴う aggressive lymphoma

§ 神経巣症状を伴う脳転移

§ 発熱性好中球減少症

304 転移骨腫瘍の原発

§ 乳癌

§ 肺癌

§ 前立腺癌

§ 腎癌

§ 胃癌

305 縦隔腫瘤

§ 胸腺腫瘍

§ 神経鞘腫

§ 胚細胞腫瘍

§ リンパ腫

§ 胸腔内甲状腺腫

306 色々な放散痛

§ 咽頭痛←急性心筋梗塞

§ 後頸部痛←くも膜下出血

§ 右肩痛←胆石, 肝周囲炎

§ 睾丸痛←尿管結石

§ 膝痛←大腿骨頸部骨折

307 高熱・頻脈・血圧上昇を伴う意識障害

§ 細菌性髄膜炎

§ 危険ドラッグ / アンフェタミン使用者

§ 悪性症候群

§ セロトニン症候群

§ 甲状腺クリーゼ

308　片側性下肢腫脹

§ 蜂窩織炎

§ リンパ浮腫

§ 深部静脈血栓症

§ 長時間の同一姿勢

§ Baker 嚢胞の破裂

309　腓腹筋仮性肥大

§ Duchenne 型筋ジストロフィー

§ 甲状腺機能低下症

§ アミロイドミオパチー（骨髄腫の髄外病変として）

§ 筋サルコイドーシス

§ Becker 型筋ジストロフィー

310　臀部痛

§ L4-5 椎間板ヘルニア / 腰部脊柱管狭窄症

§ 帯状疱疹

§ 腸骨骨転移

§ 閉鎖孔ヘルニア

§ 上殿皮神経障害

§ Parkinson 病

§ 変形性頸椎症

§ Parkinson 症状を主徴とする多系統萎縮症

§ 甲状腺機能低下症

§ 限局性筋炎（薬剤性；DPP-4 阻害薬の報告あり）

§ 副甲状腺機能亢進症

312　急な後頸部痛

§ くも膜下出血

§ 椎骨動脈解離

§ Crowned dens 症候群

§ 石灰沈着性頸長筋腱炎

§ 頸部化膿性脊椎炎 / 頸椎硬膜外膿瘍

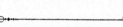

313　入院患者の発熱の稀な原因

§ 飲んでいたステロイドの中止あるいは減量

§ 甲状腺機能亢進

§ セロトニン症候群

§ 血腫の吸収熱

§ 中枢性発熱

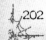

314 急性の浮腫

§ ネフローゼ症候群（微小変化群，巣状分節性糸球体硬化症）

§ リンパ管浮腫（骨盤内手術の既注のある患者の下肢蜂窩織炎，がんによるリンパ管閉塞）

§ 好酸球性浮腫

§ 血管性浮腫

§ 伝染性紅斑（ヒトパルボウイルス B19 感染症）

315 疲労感（精神医学的問題・環境要因以外）

§ 重度の貧血

§ COPD

§ 睡眠時無呼吸症候群

§ 甲状腺機能低下症

§ 巨細胞性動脈炎 / 高安病

316　不定愁訴となる器質的疾患

§ 慢性硬膜下血腫

§ Basedow 病

§ 脳腫瘍

§ ACTH 単独欠損症

§ 多発性硬化症

317　抑うつをきたす疾患

§ Parkinson 病

§ 慢性硬膜下血腫

§ 全身性エリテマトーデス

§ Cushing 症候群

§ 甲状腺機能低下症

318 不眠（原発性・抑うつ以外）

§ 低酸素（睡眠時無呼吸症候群，うっ血性心不全，気管支喘息，COPD）

§ 疼痛（慢性疼痛，がん転移など）

§ Restless leg 症候群

§ 夜間頻尿

§ アルコール多飲・乱用

319 微量元素欠乏の諸症状

§ 貧血

§ 皮膚・粘膜異常

§ 蛋白合成障害

§ 食欲不振

§ 汎血球減少

320 肥満の原因（生活習慣以外）

§ Cushing 症候群

§ （閉経後）女性性腺機能低下症 / 男性エストロゲン
  欠乏症

§ 男性性腺機能低下症

§ 甲状腺機能低下症

§ 成人 GH 分泌不全症

§ インスリノーマ

321 腸間膜脂肪織炎の原因

§ リンパ腫

§ IgG4 関連疾患

§ 大腸癌

§ 前立腺癌

§ Sjögren 症候群

322 AA アミロイドーシスの原因

§ 関節リウマチ

§ 炎症性腸疾患

§ 非結核性抗酸菌症

§ Castleman 病

§ 家族性地中海熱

323 成人で診断される原発性免疫不全症

§ 分類不能型免疫不全症

§ 選択的 IgA 欠損症

§ 特発性 CD4 陽性 T リンパ球減少症

§ 慢性肉芽腫症

§ 先天性補体欠損症

§ *GATA2* 欠損症

324 セロトニン症候群に関連すること

§ 精神症状（不安，混乱，いらいら，興奮）

§ 錐体外路症状（動き回る，手足が勝手に動く，ふるえる，体が固くなる）

§ 自律神経症状（発汗，発熱，下痢，頻脈，血圧上昇）

§ 選択的セロトニン再取り込み阻害薬（SSRI）の開始・増量直後である

§ 他の抗うつ薬などを内服中である

325 コカイン使用に関連する合併症

§ 鼻中隔炎症・鼻内病変・按鼻

§ 心不全 / 冠動脈疾患

§ くも膜下出血

§ コカインの過剰摂取→急性中毒

§ body packer/pusher syndrome

326 CRP 陰性の不明熱

§ 無菌性髄膜炎

§ 全身性エリテマトーデス

§ Behçet 病

§ 機能性高体温症

§ 副腎皮質機能低下症

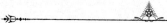

327 PET 陰性の不明熱

§ 機能性高体温症

§ 炎症性腸疾患

§ 腎細胞癌（淡明細胞癌と嫌色素細胞癌）

§ 頭蓋内限局の巨細胞性動脈炎

§ 自己炎症性疾患（家族性地中海熱，TNF 受容体関連
周期性症候群）の発作間欠期

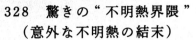

328　驚きの"不明熱界隈"
（意外な不明熱の結末）

§ 熱がない

§ 体温という"数字"でしか自分の体調を表現できないという，一種の障害

§ 「熱型をみましょう」といって熱を放置する医者

§ Münchhausen 症候群

§ 生涯初の"かぜ"

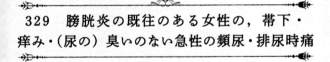

329　膀胱炎の既往のある女性の，帯下・痒み・（尿の）臭いのない急性の頻尿・排尿時痛

§ 急性膀胱炎

330　第1中足趾節関節の急性単関節炎

§ 痛風発作

331　以前にうつエピソードのある若年者の，
　　　完全に手のつけられない"躁状態"

§ 双極I型障害

332 任天堂 Wii®のプレイ後の,
上肢の筋肉や腱に関連した急性疼痛

§ "acute Wiiitis（急性 Wii 炎)"

Mimics

第2章

病　名

ここからの章には
病名・病態名が並びます
それらと何らかの点で似る疾患について
その候補をリストしています

---
1 伝染性単核球症
---

§ サイトメガロウイルス初感染に伴う伝染性単核球症様症候群

§ 急性 HIV 感染症

§ 菊池病

§ 急性 B 型肝炎

§ A 群溶血性連鎖球菌性咽頭炎

---
2 急性咽頭炎の原因微生物
（コモンなウイルス以外）
---

§ A 群溶血性連鎖球菌

§ G 群溶血性連鎖球菌

§ *Fusobacterium* 属

§ 淋菌 / クラミジア / 梅毒

§ *Mycoplasma pneumoniae*

3 非定型肺炎（細菌性肺炎以外）

§ 器質化肺炎

§ 間質性肺炎

§ 急性好酸球性肺炎

§ 薬剤性肺臓炎

§ 肺胞出血

§ 白血病の肺浸潤

4　つつが虫病

§ 日本紅斑熱

§ 麻疹

§ 薬剤性過敏症症候群

§ 伝染性単核球症

§ T 細胞リンパ腫

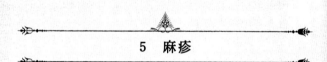

5　麻疹

§ 風疹

§ 急性 HIV 感染症

§ 薬疹 / 薬剤性過敏症症候群

§ 全身性エリテマトーデス

§ 伝染性紅斑

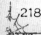

6 風疹

§ 麻疹

§ 急性 HIV 感染症

§ 薬疹

§ 薬剤性過敏症症候群

§ 皮疹あるいは薬疹を伴うサイトメガロウイルス初感染

7 伝染性紅斑

§ 全身性エリテマトーデス

§ 急性 HIV 感染症

§ 風疹

§ 薬疹

§ 皮疹あるいは薬疹を伴うサイトメガロウイルス初感染

8 急性 HIV 感染症

§ 急性ウイルス性肝炎 (HBV, HCV)

§ EBV・CMV 初感染

§ 全身性エリテマトーデス

§ 菊池病

§ 悪性リンパ腫

§ 薬剤性過敏症症候群

9　ニューモシスチス肺炎

§ 薬剤性肺臓炎

§ 間質性肺炎

§ ARDS

§ サイトメガロウイルス肺炎

§ 肺胞出血

§ 好酸球性肺炎

§ 精巣捻転

§ 精巣腫瘍

§ Behçet 病

§ 結節性多発動脈炎

§ 精巣区域梗塞

11　低血糖発作

§ てんかん発作

§ 発作性上室性頻拍

§ 体位性起立頻脈症候群

§ パニック発作

§ 強い空腹

§ 急性カフェイン中毒

12　甲状腺機能低下症

§ うつ病 /Alzheimer 病

§ 多発性筋炎

§ Non-thyroidal illness

§ うっ血性心不全

§ アミロイドーシス

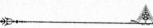

13　甲状腺機能亢進症

§ パニック障害 / 全般性不安障害

§ 双極性障害

§ セロトニン症候群

§ 褐色細胞腫

§ 危険ドラッグ / アンフェタミン使用

14　甲状腺クリーゼ

§ 敗血症

§ 急性髄膜脳炎

§ 悪性症候群

§ セロトニン症候群

§ Basedow病患者の賦活症候群(activation syndrome)

15　褐色細胞腫

§ 自律神経系の感受性の高い本態性高血圧

§ パニック症候群 / 偽性褐色細胞腫

§ 特発性起立性低血圧症

§ 甲状腺機能亢進症 / 甲状腺中毒症

§ 神経節細胞腫

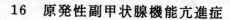

16　原発性副甲状腺機能亢進症

§ 副甲状腺癌

§ 家族性低 Ca 尿性高 Ca 血症

§ 転移性骨腫瘍

§ 疼痛性障害

§ 慢性再発性多発性骨髄炎

§ 成人 T 細胞白血病／リンパ腫

17　インスリノーマ

§ てんかん

§ 薬剤による低血糖（p.351, 17）

§ Münchhausen 症候群 / 代理 Münchhausen 症候群

§ 副腎不全

§ 極度のやせ / 摂食障害 / 低栄養状態

18　片頭痛発作

§ 緊張型 / 緊張型との合併

§ 群発頭痛

§ 可逆性脳血管攣縮症候群

§ 海綿静脈洞部硬膜動静脈瘻 / 海綿静脈洞症候群

§ 多発性硬化症

19　Parkinson 病

§ びまん性 Lewy 小体病

§ 多系統萎縮症

§ 進行性核上性麻痺

§ 大脳皮質基底核変性症

§ Alzheimer 病

§ Wilson 病

20 Guillain-Barré 症候群

§ 高位脊髄障害 / 頸髄硬膜外血腫

§ 急発症型の慢性炎症性脱髄性多発神経炎

§ 脚気

§ 転換性障害

§ ドクササコ中毒

21 炎症性・免疫介在性ニューロパチー

§ Sjögren 症候群

§ 好酸球性多発血管炎性肉芽腫症

§ 慢性炎症性脱髄性多発根ニューロパチー

§ IgG4 関連疾患

§ 非全身性血管炎性ニューロパチー

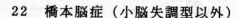

22 橋本脳症（小脳失調型以外）

§ NMDA 受容体脳炎

§ 精神神経ループス

§ 非ヘルペス性辺縁系脳炎

§ 解離性昏迷様・心因反応様の，意識障害・神経症候を呈する障害

§ 統合失調症

§ Creutzfeldt-Jakob 病 /Gerstmann-Sträussler-Scheinker 病

23 橋本脳症（小脳失調型）

§ 抗 GAD 抗体関連小脳失調症

§ グルテン失調症

§ 傍腫瘍性小脳失調症

§ 急性小脳炎

§ 脊髄小脳変性症

24 統合失調症

§ NMDA 受容体脳炎

§ 精神ループス

§ てんかん原性精神変容

§ 神経梅毒

§ 橋本脳症

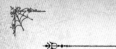

25　双極性障害（精神機能の障害 / 精神疾患）

§ 薬物による脱抑制（アルコール，ベンゾジアゼピン系，ステロイド）

§ 境界性パーソナリティ障害の激越型反応

§ 自閉症スペクトラムの急性の不適応

§ 単極性うつ病

§ 抗うつ薬使用中の躁転

26　双極性障害（精神疾患以外）

§ 甲状腺機能亢進症 / 甲状腺中毒症

§ 脳梗塞後 / てんかん原性

§ 前頭側頭型認知症

§ 高 Ca 血症

§ Cushing 症候群

27　パニック障害

§ Severe paroxysmal hypertension（偽性褐色細胞腫）

§ 発作性上室性頻拍

§ Basedow 病

§ 褐色細胞腫

§ くも膜下出血

28　脳静脈洞血栓症

§ 片頭痛

§ ウイルス脳炎

§ 髄膜炎

§ くも膜下出血

§ 特発性頭蓋内圧亢進症

29　脊髄硬膜動静脈瘻

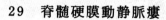

§ 脊髄炎 / 視神経脊髄炎スペクトラム疾患 / 多発性硬化症

§ 髄内脊髄腫瘍

§ HTLV-1 関連脊髄症

§ 神経サルコイドーシス

§ くも膜下出血で発症

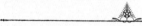

30　脊髄動静脈奇形

§ 脊髄神経鞘腫

§ 視神経脊髄炎スペクトラム疾患

§ 横断性脊髄炎

§ くも膜下出血

§ 急性散在性脳脊髄炎

31 脳髄膜腫

§ 転移性脳腫瘍 (乳癌など)

§ 孤立性線維性腫瘍 (solitary fibrous tumor)

§ IgG4 関連疾患

§ 悪性黒色腫

§ Rosai-Dorfman 病

32 視神経脊髄炎スペクトラム疾患

§ 多発性硬化症

§ 抗 MOG 抗体関連疾患

§ 過眠をきたす病態 (p.64, 102)

§ 頸椎症性頸髄症

§ 急性散在性脳脊髄炎

33　手根管症候群

§ C7 の神経根症状

§ 胸郭出口症候群

§ 多発単神経炎

§ (左側の場合) 狭心症

§ 非定型抗酸菌感染症による腱滑膜炎

§ 多発性硬化症

§ ヒトパルボウイルス B19

§ C 型肝炎ウイルス

§ HTLV-1

§ チクングニアウイルス

§ *Tropheryma whipplei*（Whipple 病の病原体）

35 関節リウマチ（感染症以外）

§ 関節症性乾癬

§ 変形性関節症

§ 多発性筋炎

§ 多中心性細網組織球症

§ ヘモクロマトーシス

§ 那須・ハコラ病

36　リウマチ性多発筋痛症

§　亜急性細菌性心内膜炎

§　多発性骨髄腫

§　がん全身転移

§　リウマチ因子・抗 CCP 抗体陰性の高齢発症関節炎

§　多関節性・軸関節の結晶性関節炎

37　全身性エリテマトーデス

§　ヒトパルボウイルス B19 感染症

§　急性白血病

§　関節リウマチ

§　特発性血小板減少性紫斑病

§　慢性活動性 EBV 感染症

38　多発性筋炎

§ 関節リウマチ

§ 筋サルコイドーシス

§ 封入体筋炎

§ 抗 HMGCR 抗体陽性壊死性筋炎

§ ミオパチーを伴う甲状腺機能低下症

§ レジオネラ肺炎

39 びまん型全身性強皮症

§ 限局型全身性強皮症

§ 汎発型限局性強皮症（多発するモルフィア）

§ 好酸球性筋膜炎

§ 硬化性萎縮性苔癬

§ 混合性結合組織病

40 顕微鏡的多発血管炎

§ 菌血症

§ リウマチ性多発筋痛症

§ 血清陰性関節炎 / 関節リウマチ

§ 巨細胞性動脈炎

§ リンパ腫

41 多発血管炎性肉芽腫症

§ 顕微鏡的多発血管炎

§ サルコイドーシス

§ 結核症

§ IgG4 関連疾患

§ 鼻中隔炎症・鼻内病変をきたす疾患 （p.189, 292）

42 クリオグロブリン血症性血管炎

§ 結節性多発動脈炎

§ 悪性関節リウマチ

§ ANCA 関連血管炎

§ 全身性エリテマトーデス

§ 低補体血症性蕁麻疹様血管炎 （抗 C1q 血管炎）

43 川崎病

§ 全身型若年性特発性関節炎

§ 麻疹 / リウマチ熱 / 日本紅斑熱

§ 急性汎発性発疹性膿疱症 / Stevens-Johnson 症候群 / トキシックショック症候群

§ 咽後膿瘍

§ 急性虫垂炎 / エルシニア腸炎

44 IgA 血管炎 /Henoch-Schönlein 紫斑病（皮疹の鑑別を中心に）

§ 他の血管炎（クリオグロブリン血症性血管炎，皮膚型結節性多発動脈炎）

§ 菌血症（髄膜炎菌，黄色ぶどう球菌）

§ 薬剤の副作用（過敏性血管炎，蕁麻疹様血管炎）

§ 血小板減少性紫斑病

§ 虐待 abuse

45 巨細胞性動脈炎

§ 菌血症

§ リウマチ性多発筋痛症

§ 血管炎（顕微鏡的多発血管炎，高安病）

§ 網膜中心動脈閉塞症

§ 視神経の問題（視神経炎，脳腫瘍による圧迫，
非動脈炎性虚血性視神経症）

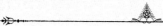

46 成人 Still 病

§ 菌血症

§ 血球貪食症候群

§ リンパ腫／リンパ増殖性疾患

§ 傍腫瘍症候群としての Still 病様反応

§ TNF 受容体関連周期性症候群

47 　家族性地中海熱

§ 菌血症

§ Behçet 病

§ 慢性活動性 EBV 感染症

§ 骨髄異形成症候群

§ 機能性高体温症 / 心因性発熱

48 　PFAPA 症候群

§ 細菌性扁桃炎の反復

§ 家族性地中海熱

§ 機能性高体温症 / 心因性発熱

§ 慢性活動性 EBV 感染症

§ 家族性地中海熱の特徴を一部共有する不完全な
　PFAPA 症候群

49　Behçet 病

§　骨髄異形成症候群

§　慢性再発性アフタ症

§　Crohn 病

§　梅毒

§　結節性紅斑

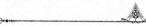

50　脊椎関節炎（関節炎以外）

§　がん全身転移 / 骨転移

§　びまん性特発性骨増殖症（いわゆる DISH）

§　リウマチ性多発筋痛症

§　疼痛性障害 / 線維筋痛症

§　家族性地中海熱の部分症

51 IgG4 関連疾患

§ Sjögren 症候群

§ indolent lymphoma (MALT, 濾胞性)

§ サルコイドーシス

§ Castleman 病

§ 好酸球性多発血管炎性肉芽腫症

52 多中心性 Castleman 病

§ IgG4 関連疾患

§ 血管免疫芽球性 T 細胞リンパ腫

§ Sjögren 症候群

§ サルコイドーシス

§ TAFRO 症候群

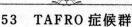

53 TAFRO 症候群

§ 多中心性 Castleman 病

§ POEMS 症候群（Crow- 深瀬症候群）

§ 全身性エリテマトーデス

§ 抗 IFN-γ 抗体陽性播種性非結核性抗酸菌症 / 播種
　性抗酸菌症

§ 血管免疫芽球性 T 細胞リンパ腫

54 サルコイドーシス

§ 結核症

§ 多発血管炎性肉芽腫症

§ IgG4 関連疾患

§ リンパ腫／リンパ増殖性疾患

§ 癌性リンパ管症

§ 成人 T 細胞性白血病／リンパ腫

55　菊池病

§ 伝染性単核球症

§ 結核性リンパ節炎

§ リンパ腫

§ 血球貪食症候群

§ ウイルス性髄膜炎

56　血栓性血小板減少性紫斑病の5徴

§ 微小血管症性溶血性貧血

§ 紫斑

§ 精神・神経症状

§ 腎機能障害

§ 発熱

57　血管内リンパ腫

§ EBV 関連 T / NK リンパ増殖症

§ 粟粒結核

§ 顕微鏡的多発血管炎

§ 抗 MDA-5 抗体関連皮膚筋炎

§ pulmonary tumor thrombotic microangiopathy:
　PTTM（肺腫瘍血栓性微小血管症）

58　血管免疫芽球性 T 細胞リンパ腫

§ 多中心性 Castleman 病

§ 自己抗体を産生する自己免疫疾患

§ 好酸球性多発血管炎性肉芽腫症

§ 特発性 CD4 陽性 T リンパ球減少症

§ 分類不能型免疫不全症およびその併存病態

59　節外性 NK/T 細胞リンパ腫，鼻型

§ 多発血管炎性肉芽腫症

§ 血球貪食症候群

§ 急性白血病

§ 慢性活動性 EBV 感染症

§ コカイン使用

60　慢性活動性 EB ウイルス感染症

§ 遺伝性血球貪食症候群

§ リンパ腫

§ ウイルス "初感染" の反復

§ 原因不詳の急性肝炎・消化管出血

§ 家族性地中海熱

61 POEMS症候群

§ 多中心性 Castleman 病

§ 慢性炎症性脱髄性多発根ニューロパチー（CIDP）

§ 血管免疫芽球性 T 細胞リンパ腫

§ TAFRO 症候群

§ 多腺性内分泌機能障害／ニューロパチーを伴う原発
性副腎皮質機能低下症

62 真性多血症

§ 脱水による血液濃縮

§ Gaisböck 症候群

§ 慢性の組織低酸素状態（慢性肺疾患，先天性心疾患，高地居住など）

§ エリスロポエチン産生腫瘍

§ 薬剤起因性のエリスロポエチン過剰（エリスロポエチン製剤投与，アンドロゲンなど）

§ エリスロポエチン受容体遺伝子異常

63　労作性狭心症

§ うっ血性心不全

§ COPD / 肺気腫 / 間質性肺炎

§ 大動脈弁狭窄症

§ 肥大型心筋症

§ 高安病

64　冠攣縮性狭心症

§ うっ血性心不全

§ 気管支喘息発作

§ 睡眠時無呼吸症候群

§ たこつぼ心筋症

§ パニック発作

65　不安定狭心症

§ たこつぼ心筋症

§ 肺塞栓

§ 頻脈性心房細動による心不全

§ 大動脈解離

§ 胃炎 / 胃潰瘍 / 逆流性食道炎

§ 全般性不安 / パニック発作

66　心サルコイドーシス

§ 巨細胞性心筋炎

§ 拡張型心筋症

§ 不整脈原性右室心筋症

§ 多発血管炎性肉芽腫症の心病変

§ 心筋梗塞（中隔枝梗塞）

67　心アミロイドーシス

§ 肥大型心筋症

§ 拘束型心筋症

§ 粘液水腫心

§ 収縮性心膜炎

§ Fabry 病

68　収縮性心膜炎

§ 拘束型心筋症

§ 心タンポナーデ（特にがん性などの慢性のもの）

§ 肝硬変

§ ネフローゼ症候群

§ 原発性リンパ浮腫

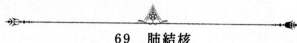

69　肺結核

§ 他の肺感染症（肺膿瘍，MAC・他の非結核性抗酸菌症，ヒストプラズマ症，ノカルジア症）

§ 肺癌 / リンパ腫

§ サルコイドーシス

§ 敗血症性塞栓 / 右心系感染性心内膜炎 / Lemierre 症候群

§ 珪肺 silicosis

70 細菌性肺炎

§ ウイルス性肺炎

§ 非定型肺炎

§ 肺結核

§ 肺悪性腫瘍

§ 器質化肺炎

71　気管支喘息と誤診される疾患

§ 気管・気管支・喉頭結核

§ びまん性汎細気管支炎

§ 気道異物 / 肺癌 / 気管・気管支腫瘍

§ 再発性多発軟骨炎 / 気管軟化症

§ Vocal Cord Dysfunction

§ 食道アカラシア

72　リウマチ患者のメトトレキサート肺炎

§ リウマチ肺（原病の悪化）

§ 非定型肺炎

§ ニューモシスチス肺炎

§ 別の抗リウマチ薬による薬剤性肺臓炎

§ リンパ腫の肺病変

73　胸膜悪性中皮腫

§ 肺腺癌

§ 癌の胸膜転移

§ 結核性胸膜炎

§ 胸膜原発の肉腫

§ 肺扁平上皮癌の胸膜播種

74　肺胞蛋白症

§ 間質性肺炎 / NSIP

§ 癌（高分化型腺癌，細気管支肺胞上皮癌）

§ ニューモシスチス肺炎

§ 薬剤性肺臓炎

§ リポイド肺炎

75　リンパ脈管筋腫症

§ Langerhans 細胞組織球症

§ Sjögren 症候群に伴う肺病変 / リンパ球性間質性肺炎（LIP）

§ Birt-Hogg-Dubé 症候群

§ 囊胞性肺病変を伴うアミロイドーシス

§ 空洞形成をしている転移性肺腫瘍

§ 軽鎖沈着症

76 結腸憩室炎

§ 虫垂炎

§ 結腸炎

§ 大腸癌

§ 卵巣疾患

§ 腹膜垂炎

77 急性胆嚢炎

§ 急性胆管炎

§ 急性心筋梗塞

§ 十二指腸潰瘍 / 穿通

§ 胸膜炎

§ 急性アルコール性肝炎

78 プロトンポンプ阻害薬で改善しない 逆流性食道炎

§ ヒステリー球 / 咽喉頭異常感症

§ 狭心症

§ 好酸球性食道炎

§ 食道アカラシア

§ びまん性食道痙攣症 / Nutcracker 食道

79 食道アカラシア

§ 接合部癌

§ 好酸球性食道炎

§ ヒステリー球 / 咽喉頭異常感症

§ 摂食障害 / 体重減少

§ 気道症状（誤嚥性肺炎の反復，慢性咳嗽）

80　非アルコール性脂肪肝炎

§ アルコール性肝障害

§ B型肝炎

§ C型肝炎

§ 薬剤性肝障害

§ 自己免疫性肝炎

81　自己免疫性膵炎

§ 膵管癌

§ 胆管癌

§ 膵管内乳頭粘液性腫瘍

§ リンパ腫の膵浸潤

§ 膵炎症性偽腫瘍

82 潰瘍性大腸炎と誤診される疾患

§ カンピロバクター腸炎

§ 腸管アメーバ症 / アメーバ大腸炎

§ 好酸球性胃腸炎

§ IgA 血管炎

§ 家族性地中海熱

§ 大腸型 Crohn 病

83　潰瘍性大腸炎

§ カンピロバクター腸炎

§ アメーバ大腸炎

§ サルモネラ腸炎

§ サイトメガロウイルス腸炎

§ *Clostridioides difficile* 感染症

84　Crohn病と誤診される疾患

§ 腸管 Behçet

§ 腸結核

§ 全身型若年性特発性関節炎 / 成人 Still 病 / 家族性地中海熱

§ X 連鎖リンパ増殖症候群（XIAP 欠損症）

§ 非特異性多発性小腸潰瘍症（chronic enteropathy associated with *SLCO2A1* gene：CEAS）

85　Crohn 病

§ 腸結核

§ 腸管 Behçet/ 単純性潰瘍

§ 薬剤性腸炎（NSAIDs，プロトンポンプ阻害薬）

§ エルシニア症

§ 潰瘍性大腸炎

86　腸管 Behçet

§ Crohn 病

§ 腸結核

§ 単純性潰瘍

§ 骨髄異形成症候群の染色体異常を伴う患者の Behçet 症状

§ アメーバ大腸炎

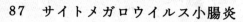

87　サイトメガロウイルス小腸炎

§ 腸結核

§ NSAIDs 起因性腸炎

§ 血管炎

§ 腸管 Behçet

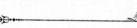

88　一次性糸球体疾患

§ 微小変化群

§ 巣状分節性糸球体硬化症

§ 膜性腎症

§ 膜性増殖性糸球体腎炎

89 一次性膜性増殖性糸球体腎炎の 今日的分類

§ 免疫蛍光所見で C3 より免疫グロブリンが優勢である Type I MPGN の大部分

§ 免疫蛍光所見で C3 優勢の染色性があり，形態は Type II MPGN（dense deposit diease）

§ 免疫蛍光所見で C3 優勢の染色性があり，電顕で dense deposit disease が否定されたもの（C3 腎炎）

§ 免疫蛍光所見で C3 より免疫グロブリンが優勢である Type III MPGN の一部

90 糸球体沈着症

§ アミロイド腎症

§ 糖尿病性腎症

§ 単クローン性免疫グロブリン沈着症

§ イムノタクトイド糸球体症

§ クリオグロブリン腎症

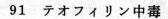

91 テオフィリン中毒

§ カフェイン過剰摂取

§ サリチル酸過剰摂取

§ 抗コリン薬中毒

§ 甲状腺中毒症

§ アルコールあるいは他の薬剤の離脱

92 鉛中毒

§ 他の中毒（ヒ素，水銀，一酸化炭素）

§ 薬剤（抗コリン薬，三環系抗うつ薬，エチレングリコール）

§ 鉛脳症以外の脳症

§ うつ病／鉄欠乏性貧血／学習障害など（慢性中毒の場合）

§ 痛風

§ 急性間欠性ポルフィリン症／鎌状赤血球性発作（鉛疝痛の鑑別）

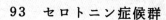

93 セロトニン症候群

§ 熱中症

§ 悪性症候群

§ 甲状腺クリーゼ

§ 低血糖

§ パニック障害 / 全般性不安障害

§ アルコール離脱

94　抗コリン薬中毒

§ LSD・MDMA・マジックマッシュルームなどの摂取

§ アルコール離脱による振戦せん妄

§ 甲状腺中毒症

§ 急性精神病

§ チョウセンアサガオ中毒

§ ドリエル® の過剰摂取（ジフェンヒドラミン中毒）

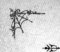

95　Ménière 病

§ 前庭神経炎

§ 椎骨脳底動脈循環不全

§ 精神疾患（パニック障害，全般性不安障害，心的外傷後ストレス障害など）

§ 前庭性片頭痛

§ 多発性硬化症

96　更年期症候群

§ 甲状腺疾患

§ Sjögren 症候群

§ 褐色細胞腫

§ うつ病

§ （実は）ご懐妊

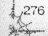

97　尋常性白斑

§（白色）癜風

§ 悪性黒色腫に伴う白斑

§ 結節性硬化症の白斑

§ 硬化性萎縮性苔癬

§ まだら症 piebaldism（先天性限局性の完全白斑）

98　繰り返す体部白癬

§ 2期梅毒

§ 乾癬

§ Gibert（ジベル）ばら色粃糠疹

§ 貨幣状湿疹

§ 脂漏性湿疹

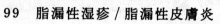

99　脂漏性湿疹／脂漏性皮膚炎

§ 乾癬

§ 癜風

§ アトピー性皮膚炎

§ 酒さ

§ 接触性皮膚炎

100　壊疽性膿皮症

§ Sweet 病 / Sweet 症候群

§ カルシフィラキシス（calciphylaxis）

§ 多発血管炎性肉芽腫症

§ *Helicobacter cinaedi* 菌血症

§ 臭素疹

§ Münchhausen 症候群

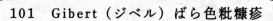
§ 脂漏性湿疹

§ 体部白癬

§ 2期梅毒

§ 乾癬 / 滴状乾癬

§ 癜風

102 葉酸欠乏症

§ ビタミンB$_{12}$欠乏症

§ 急性白血病

§ 脾機能亢進

§ 骨髄異形成症候群

§ 悪性あるいは肉芽腫の骨髄浸潤

§ 発作性夜間ヘモグロビン尿症

§ 貨幣状湿疹

§ Gibert（ジベル）ばら色粃糠疹

§ 類乾癬

§ 皮膚 T 細胞リンパ腫

§ 梅毒

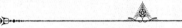

104　固定薬疹（鑑別）

§ Sweet 病 / Sweet 症候群

§ （水疱ができた場合，口腔・口唇にできた場合）水疱
性類天疱瘡 / 単純疱疹 / 扁平苔癬

§ 多形紅斑

§ （陰部にできた場合）扁平苔癬 / 乾癬 / 梅毒

§ Münchhausen 症候群

Abnormal Findings

第 3 章

検査異常

ここからの章には
検査の異常所見が並びます
それらの原因や要因について
その候補をリストしています

1 　培養陰性の肺炎像

§ 非定型肺炎あるいは肺結核

§ 心不全あるいは肺胞出血

§ 器質化肺炎

§ 薬剤性肺臓炎

§ (隠された) 抗菌薬の前投薬

2 　肺炎治療中のトランスアミナーゼ上昇

§ 抗菌薬の副作用

§ マイコプラズマ・レジオネラ肺炎などの非定型肺炎

§ CK上昇 (組織傷害, 挫滅, 非定型肺炎など)

§ セフトリアキソン投与に伴う偽胆石症

§ 実はウイルス性肺炎

§ トランスアミナーゼ上昇（抗菌薬の副作用）

§ 血小板減少（抗菌薬の副作用）

§ 胆道系酵素上昇（抗菌薬の副作用）

§ 白血球上昇（*Clostridioides difficile* 腸炎の発症）

§ D-dimer 上昇（入院臥床による）

4　病原体が誘導した肝酵素上昇

§ 各種ウイルス

§ マイコプラズマ肺炎

§ レジオネラ症

§ リケッチア症

§ レプトスピラ症

5　β-D-グルカンの陽性

§ ニューモシスチス肺炎

§ ノカルジア症

§ 大量ガンマグロブリン静注療法

§ ペニシリン G 投与

§ 真菌を含んだ大量の有機粉塵の吸入 (organic dust toxic syndrome)

6　HIVスクリーニング検査の偽陽性

§ 妊娠

§ 他のウイルス感染（ヘルペスウイルス，サイトメガ
　ロウイルス，EBウイルス）

§ 自己免疫疾患

§ 輸血反復／特定生物由来製品の使用

§ 血管免疫芽球性T細胞リンパ腫

§ 原因不明の偽陽性

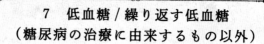
§ 肝硬変

§ 副腎不全

§ 極度のやせ / 摂食障害 / 低栄養状態

§ 薬剤による低血糖 (p.351, 17)

§ factitious hypoglycemia (虚偽性低血糖) /
  Münchhausen 症候群

8 症状のない低血糖

§ 偽性低血糖（慢性骨髄性白血病，真性多血症）

§ 極度のやせ／摂食障害／低栄養状態

§ 副腎不全

§ 肝硬変

§ インスリノーマ

9　HbA1c の低値

§ ジアフェニルスルホン（dapsone）の使用

§ 異常ヘモグロビン症

§ 溶血性貧血

§ 肝硬変

§ エリスロポエチン製剤投与中

§ 一酸化炭素中毒

10 ヨード過剰摂取（による甲状腺機能低下症）につながるもの

§ 昆布 / 昆布だし / 根昆布

§ ひじき

§ もずく

§ イソジンうがい薬

§ アミオダロン

11 髄液糖が減少する疾患

§ 感染性の髄膜炎（細菌性，真菌性，結核性）

§ 神経梅毒

§ 神経サルコイドーシス

§ Sjögren 症候群の神経症候

§ Glucose transporter type 1（*GLUT1*）欠損症候群

12　髄液オリゴクローナルバンド陽性

§ 多発性硬化症

§ 急性散在性脳脊髄炎

§ 精神神経ループス

§ 神経サルコイドーシス

§ クリプトコッカス髄膜脳炎

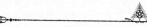

13　動脈瘤のないくも膜下出血

§ 脳動脈解離

§ 血管炎

§ 好酸球増多症候群

§ 中脳周囲くも膜下出血

§ 隠された頭部外傷歴

14　出血している脳腫瘍

§ 神経膠腫

§ 髄膜腫

§ 悪性黒色腫

§ 絨毛上皮腫 / 絨毛癌

§ 肺癌の転移

15　脳 MRI でリング状増強効果を示す疾患

§ 脳膿瘍

§ 膠芽腫

§ 転移性脳腫瘍

§ 新鮮すぎない血腫

§ 急性期を少し過ぎた脳梗塞

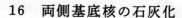

16　両側基底核の石灰化

§ 家族性特発性基底核石灰化症 (Fahr 病)

§ 偽性副甲状腺機能低下症

§ ミトコンドリア病 / MELAS

§ 22q11.2 欠失症候群

§ Cockayne 症候群

§ 稀な自己炎症性疾患 (中條 - 西村症候群, Aicardi-Goutieres 症候群)

17 多発性の頭蓋骨病変（腫瘍由来）

§ 多発性骨髄腫

§ 肺癌

§ 乳癌

§ 前立腺癌

§ Langerhans 細胞組織球症

18 多発性の頭蓋骨病変（腫瘍以外）

§ 線維性骨異形成症

§ 原発性副甲状腺機能亢進症

§ 骨 Paget 病

§ 骨サルコイドーシス

§ 頭蓋骨結核

§ 健常人の約 10%

§ マクログロブリン血症 /IgM- λ 型 M 蛋白血症

§ C 型肝炎ウイルス感染 / 梅毒 / 結核症

§ 好酸球性多発血管炎性肉芽腫症 / 顕微鏡的多発血管
炎

§ クリオグロブリン血症

§ 非急性の細菌性心内膜炎

20　抗 CCP 抗体陽性（関節リウマチ以外）

§ 乾癬性関節炎

§ 関節リウマチの基準には満たない関節炎

§ 多発性筋炎

§ 全身性エリテマトーデス

§ 自己免疫性肝炎

21　100 mm 以上の赤沈の著明亢進

§ リウマチ性多発筋痛症

§ 巨細胞性動脈炎

§ 骨髄腫

§ 免疫グロブリンの増加を伴うリンパ腫

§ 多中心性 Castleman 病

22 無症状の赤沈亢進

§ MGUS（意義不明の単クローン性免疫グロブリン血症）

§ 乾燥症状が許容内の Sjögren 症候群

§ 腎癌

§ 家族性地中海熱の発作直後

§ 薏苡仁（ヨクイニン）服用中

23 血性関節液（外傷性以外）

§ 結晶性関節炎

§ 感染性関節炎

§ 後天性血友病 A（第 VIII 因子インヒビター）／抗凝固療法中

§ 色素性絨毛結節性滑膜炎

§ 滑膜性軟骨腫症（synovial chondromatosis）

24　高 CK 血症

§ 薬剤性（p.360, 35）

§ 甲状腺機能低下症

§ 感染症（ウイルス性，マイコプラズマ肺炎，レジオ
ネラ症，菌血症）

§ 低 K 血症

§ 特発性炎症性筋炎

25　ALP 上昇を伴う不明炎症

§ 巨細胞性動脈炎 / リウマチ性多発筋痛症

§ 結核症

§ 肝内腫瘍 / 肝膿瘍（小さい・微小なもの）

§ Castleman 病 /TAFRO 症候群

§ 亜急性甲状腺炎

26 MPO-ANCA 陽性
（顕微鏡的多発血管炎以外）

§ 多発血管炎性肉芽腫症

§ 抗甲状腺薬使用（プロピルチオウラシル，チアマゾール）

§ 抗糸球体基底膜腎炎

§ 潰瘍性大腸炎

§ ループス腎炎

27 PR3-ANCA 陽性
（多発血管炎性肉芽腫症以外）

§ 感染性心内膜炎／菌血症

§ リンパ腫

§ 潰瘍性大腸炎

§ 抗糸球体基底膜腎炎

§ IgA 腎症

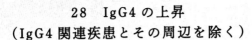

28 IgG4 の上昇
(IgG4 関連疾患とその周辺を除く)

§ 多中心性 Castleman 病

§ 好酸球性多発血管炎性肉芽腫症

§ MALT リンパ腫 / 辺縁帯リンパ腫

§ 結核性リンパ節炎

§ 抗リン脂質抗体症候群

29 低補体血症 (肝疾患以外)

§ 全身性エリテマトーデス

§ 膜性増殖性糸球体腎炎

§ クリオグロブリン血症

§ 溶連菌感染後糸球体腎炎

§ IgG4 関連疾患

301

§ aggressive lymphoma

§ 血球貪食症候群 / マクロファージ活性化症候群

§ 成人 Still 病 / 全身性若年性特発性関節炎

§ 急性肝炎

§ 抗 MDA-5 抗体関連症候群

§ 溶血性貧血

§ 血球貪食症候群

§ aggressive lymphoma や急性白血病の浸潤・急性増悪

§ 腎梗塞

§ 播種性骨髄癌腫症

32　初診時，著しい血小板減少

§ 急性白血病（M2）

§ 急性白血病（M3）の播種性血管内凝固

§ がんの骨髄浸潤

§ 血栓性微小血管症（血栓性血小板減少性紫斑病，
　溶血性尿毒症症候群など）

§ 自己免疫性（自己免疫性血小板減少症，全身性エリ
　テマトーデス）

33　入院中の血小板減少

§ 薬剤の副作用（点滴抗菌薬，プロトンポンプ阻害薬
　の副作用）

§ 骨髄抑制をきたす薬剤

§ 原病の悪化／がんの骨髄浸潤

§ 薬剤性などによる血栓性微小血管症

§ 新たな感染症の発症

34 感染症・薬剤性以外の血小板減少

§ 血栓性微小血管症

§ 全身性エリテマトーデス

§ 抗リン脂質抗体症候群

§ 播種性血管内凝固

§ 急性前骨髄球性白血病

§ ヘパリン起因性血小板減少症

35　著しい血小板増多

§ 慢性炎症

§ 本態性血小板血症

§ 真性多血症

§ 慢性骨髄性白血病

§ 骨髄線維症

36　好中球減少

§ 薬剤性（抗腫瘍薬，プロピルチオウラシル，ペニシリン，ステロイド，コルヒチン）

§ 再生不良性貧血 / 骨髄異形成症候群

§ がんの骨髄浸潤

§ Felty 症候群

§ 周期性好中球減少症

37　著しい白血球増多（類白血病反応）

§ がんの骨髄浸潤（胃癌，大腸癌，肺癌など）/G-CSF
　産生腫瘍

§ 肺炎や尿路感染など一般細菌感染症/嫌気性菌感染
　症

§ 伝染性単核球症

§ 百日咳

§ 脳出血/くも膜下出血

38 発熱 + 好酸球増多

§ 好酸球性多発血管炎性肉芽腫症

§ 薬剤性過敏症症候群

§ 好酸球性肺炎 (薬剤, 喫煙関連など)

§ 副腎皮質機能低下症

§ コレステロール塞栓

§ 感染症 (トキソカラ症, 旋毛虫症など)

39 出血・鉄欠乏以外のヘモグロビン低下

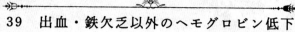

§ 腎性貧血

§ 溶血性貧血

§ 骨髄抑制 / 血液疾患

§ 慢性炎症

§ ビタミン欠乏

40 MCV の高値

§ 巨赤芽球性貧血（ビタミン B_{12} 欠乏，葉酸欠乏）

§ アルコール多飲・常飲

§ 骨髄異形成症候群

§ 溶血性貧血

§ 発作性夜間血色素尿症

41　ビタミン B$_{12}$ 欠乏症の原因
（悪性貧血以外）

§ 著しい萎縮性胃炎 / 胃切除 / 回腸末端の切除

§ メトホルミン長期使用

§ ベジタリアン

§ 小腸内細菌異常増殖（Small Intestinal Bacterial Overgrowth: SIBO）

§ 感染症（Whipple 病，広節裂頭条虫の感染）

42　IgG の増多

§ 慢性炎症

§ 自己免疫疾患（関節リウマチ，Sjögren 症候群，全身性エリテマトーデス，自己免疫性肝炎など）

§ IgG 型骨髄腫 /M 蛋白血症 /H 鎖病 / 形質細胞性白血病 / 形質細胞性リンパ腫 / 血管免疫芽球性 T 細胞リンパ腫

§ IgG4 関連疾患

§ Castleman 病

43 IgM の増多

§ 自己免疫疾患（関節リウマチ，Sjögren 症候群，全身性エリテマトーデス，自己免疫性肝炎など）

§ 原発性胆汁性胆管炎

§ IgM 型骨髄腫 / Waldenström マクログロブリン血症 / MGUS

§ 寒冷凝集素症

§ Schnitzler 症候群

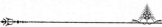

44 wide QRS の頻拍

§ 心室頻拍

§ 変行伝導・脚ブロックを伴う上室頻拍

§ 副伝導路を順行性（下行性）に伝導する上室頻拍

§ 高安動脈炎

§ Marfan 症候群

§ 血管型 Ehlers-Danlos 症候群

§ Loeys-Dietz 症候群

§ *ACTA2* 遺伝子変異

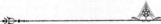

46　広範囲の大動脈の肥厚性病変

§ 高安病

§ Cogan 症候群

§ 巨細胞性動脈炎

§ IgG4 関連疾患

§ 心血管梅毒

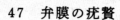

47　弁膜の疣贅

§ 感染性心内膜炎

§ 非細菌性血栓性心内膜炎

§ Libman-Sacks 心内膜炎

§ 乳頭状線維弾性腫

§ Lambl 疣贅

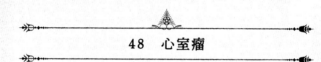

48　心室瘤

§ 心筋梗塞後

§ 外傷後

§ 心サルコイドーシス

§ 肥大型心筋症

§ 川崎病

49　肺動脈瘤

§ 心房中隔欠損症 / 肺高血圧症

§ 血管 Behçet

§ 高安病

§ Marfan 症候群

§ Hughes-Stovin 症候群

50　脾動脈瘤

§ 門脈圧亢進症

§ 血管 Behçet/ 結節性多発動脈炎 / 多発血管炎性肉芽腫症

§ Marfan 症候群 / 血管型 Ehlers-Danlos 症候群 / 分節性動脈中膜融解 (segmental arterial mediolysis: SAM)

§ 妊娠

§ 特発性

313

51 空洞性病変をみたら

§ 細菌 （p.315, 52）

§ 抗酸菌

§ 真菌 （クリプトコッカス，アスペルギルス）

§ 腫瘍 （扁平上皮癌，腺癌）

§ 血管性病変 （敗血症性塞栓，多発血管炎性肉芽腫症）

52 感染症による空洞性病変
（抗酸菌・真菌以外）

§ ぶどう球菌

§ *Klebsiella pneumoniae*

§ 緑膿菌

§ 嫌気性菌

§ ノカルジア症 / 肺放線菌症

§ *Burkholderia pseudomallei*（メリオイドーシス）

53　多発する空洞性病変

§ 転移性肺癌

§ 敗血症性塞栓

§ 肺結核

§ 多発血管炎性肉芽腫症

§ コクシジオイデス症

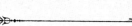

54　大きい空洞性病変

§ 肺膿瘍

§ 肺アスペルギローマ

§ 多発血管炎性肉芽腫症

§ 非結核性抗酸菌症

§ 肺クリプトコッカス症

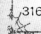

55　小さい空洞性病変

§ 転移性肺癌（子宮頸癌, 食道癌, 頭頸部癌, 腺癌など）

§ 肺結核 / 粟粒結核

§ 原発性肺腺癌

§ リウマチ結節

§ 肺放線菌症

56　多発結節影（通常，転移性肺癌以外）

§ 結核症

§ 敗血症性塞栓

§ サルコイドーシス

§ 多発血管炎性肉芽腫症

§ リンパ腫 / リンパ増殖性疾患

57 多発結節影（稀なもの）

§ 肺クリプトコッカス症

§ 肺動静脈瘻

§ IgG4 関連疾患

§ ウェステルマン肺吸虫症

§ 肺梅毒

58 若年者の肺多発結節影（結核以外）

§ Lemierre 症候群

§ スキルス胃癌＋肺転移

§ 右心系の細菌性心内膜炎

§ サルコイドーシス

§ 骨軟部腫瘍（骨肉腫など）＋肺転移

59 孤立性結節影（通常）

§ 肺癌

§ 肺膿瘍

§ 結核症／結核腫

§ 肺クリプトコッカス症／アスペルギルス症

§ 葉間胸水

60 孤立性結節影（稀なもの）

§ 肺動静脈瘻

§ 炎症性偽腫瘍

§ 過誤腫

§ リウマチ結節

§ 硬化性血管腫

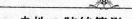

61 良性の肺結節影（感染症以外）

§ 肺内リンパ節

§ 過誤種

§ 円形無気肺

§ 肺動静脈瘻

§ 炎症性偽腫瘍

§ 硬化性血管腫

62　肺野異常の割に酸素化が良い

§ サルコイドーシス

§ IgG4 関連疾患

§ 器質化肺炎

§ Langerhans 細胞組織球症

§ 珪肺　silicosis

63　肺野異常が乏しい割に低酸素

§ 肺塞栓 / 肺梗塞

§ 細気管支炎

§ 非 HIV 患者のニューモシスチス肺炎

§ 血管内リンパ腫

§ 抗 MDA-5 抗体関連急性間質性肺炎の初期

64　繰り返すすりガラス陰影

§ 過敏性肺臓炎

§ リポイド肺炎

§ HIV 患者のニューモシスチス肺炎

§ 免疫チェックポイント阻害薬による

§ 肺 MALT リンパ腫

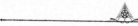

65　肝硬変患者の低酸素血症

§ 腹水による横隔膜圧迫

§ 肺動脈血栓塞栓症

§ 共存している肺気腫 / COPD

§ 肺高血圧症

§ 肝肺症候群

66　びまん性汎細気管支炎様の所見を呈する疾患

§ 夏型過敏性肺臓炎

§ 成人T細胞白血病／リンパ腫

§ Sjögren 症候群

§ 関節リウマチ

§ Good 症候群 / 低ガンマグロブリン血症

67　肝・胆道疾患ではない，肝酵素上昇

§ 薬剤の副作用 / 薬剤性肝障害

§ CK が上昇する薬剤（p.360, 35）

§ 組織傷害（敗血症，挫滅，心筋梗塞など）

§ 筋炎 / 筋疾患

§ 活動性の内科疾患（甲状腺機能亢進症，全身性エリテマトーデスなど）

68　ビリルビン上昇の意外な原因

§ Gilbert 症候群

§ 人工弁による溶血

§ 発作性寒冷ヘモグロビン尿症

§ サラセミアの溶血発作

§ 梅毒性肝炎

§ 肝硬変患者に対する通常用量の点滴抗菌薬投与

69 ビリルビン・ALP に比してトランスアミナーゼが著しく高い（1000 IU/L 以上の）肝障害

§ ウイルス性肝炎

§ 虚血（いわゆる shock liver）

§ 薬剤性

§ 自己免疫性肝炎

§ Budd-Chiari 症候群

§ Wilson 病

§ キノコ中毒

70 CA19-9 上昇
（膵・胆道系・消化器系のがん以外）

§ 膵・胆道系の炎症

§ がん（子宮体癌，卵巣癌，肺癌）

§ 糖尿病

§ スクラルファート内服中

§ ルイス式血液型 Le(a+b-)

71 高アンモニア血症

§ 肝硬変 / 肝疾患

§ シャント異常（門脈体循環シャント）

§ バルプロ酸内服中

§ 尿素サイクル異常（成人発症Ⅱ型シトルリン血症，
   オルニチントランスカルバミラーゼ欠損症）

§ 閉塞性尿路感染症

72　胆道系拡張
（肝・胆道系のがん発生，総胆管結石以外）

§ Mirizzi 症候群

§ 胃癌の転移による胆管周囲リンパ節腫大

§ 硬化性胆管炎

§ 総胆管嚢腫 / Caroli 病

§ 胆嚢摘出後

73　膵腫大

§ 急性膵炎（自己免疫性ではないもの）

§ 自己免疫性膵炎 / IgG4 関連疾患

§ 膵神経内分泌腫瘍

§ 1 型糖尿病（劇症，緩徐進行，糖尿病性ケトアシドーシス）

§ リンパ腫

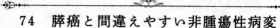

74 膵癌と間違えやすい非腫瘍性病変

§ 自己免疫性膵炎 / IgG4 関連疾患

§ 硬化性胆管炎 / IgG4 関連疾患

§ 後腹膜線維症 / IgG4 関連疾患

§ 腫瘤形成性膵炎

§ Groove 膵炎

75 元気な患者の膵病変

§ 膵管内乳頭粘液性腫瘍 (IPMN)

§ 粘液性囊胞腫瘍 (MCN)

§ 漿液性囊胞腫瘍 (SCN)

§ 膵リンパ上皮囊胞

§ 胃 GIST が膵病変にみえる / 膵原発 GIST

76　胆囊腫大（通常の胆囊炎以外）

§ 胆囊捻転

§ 胆囊管癌

§ 川崎病

§ 出血性胆囊炎 / 黄色肉芽腫性胆囊炎

§ 好酸球性多発血管炎性肉芽腫症 / 結節性多発動脈炎

77　著しい腸管浮腫

§ アニサキス症

§ IgA 血管炎

§ ループス腸炎

§ 遺伝性血管性浮腫

§ ツキヨタケ中毒

78 急性腸管・腸間膜病態に伴う リンパ節腫脹

§ 感染性大腸炎 / 偽膜性腸炎

§ 潰瘍性大腸炎

§ Crohn 病

§ IgA 血管炎

§ 家族性地中海熱

79 腸管肥厚・浮腫があるのに リンパ節腫脹が乏しい

§ *Clostridioides difficile* 腸炎

§ 虚血性腸炎

§ ループス腸炎

§ 遺伝性血管性浮腫

80 単独で腫大しているわけではない 虫垂腫大

§ 感染性大腸炎

§ 終末回腸炎

§ 骨盤内炎症症候群

§ 盲腸憩室炎

§ 家族性地中海熱

§ ツキヨタケ中毒

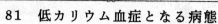

81　低カリウム血症となる病態

§ 細胞内へのシフト

§ 腎臓からの喪失 / アルドステロン作用の増強

§ 遠位尿細管での喪失量の増加

§ 低 Mg 血症

§ 尿細管アシドーシス

§ 遺伝性のネフロン疾患

§ 消化管からの喪失

82 低ナトリウム血症となる病態

§ SIADH

§ 高齢者鉱質コルチコイド反応性低 Na 血症 (MRHE)

§ 副腎不全

§ 粘液水腫 / 甲状腺機能低下症

§ 糖尿病性ケトアシドーシス

§ 心因性多飲

83　低カリウム血症（細胞内へのシフト）

§ 高血糖 / インスリン過剰（インスリン投与，食後）

§ アルカローシス

§ β刺激（薬剤，外傷，甲状腺機能亢進）

§ 低 K 性周期性四肢麻痺

§ 急な造血・栄養やビタミンの急速補充（急性白血病
　への転化，著しいビタミン B_{12} 欠乏への急な補充，
　低栄養患者への急な栄養療法）

84　低カリウム血症
（アルドステロン作用の増強）

§ 原発性アルドステロン症 / Cushing 症候群

§ レニン産生腫瘍

§ 甘草の使用

§ Bartter 症候群

§ Gitelman 症候群

85　偽性高カリウム血症

§ 採血手技時の溶血（細い針での強い吸引）

§ 血清分離までに長時間放置 / 冷所での放置

§ 血小板増多による

§ 白血球増多による

§ 筋強直性ジストロフィー

86　高カルシウム血症

§ 原発性副甲状腺機能亢進症

§ PTH 低値かつ PTHrP 高値となる, 悪性腫瘍に伴う
もの

§ 広範な骨破壊による悪性腫瘍に伴うもの（多発性骨
髄腫, 乳癌）

§ サルコイドーシス

§ 家族性低 Ca 尿性高 Ca 血症 / 後天性低 Ca 尿性高
Ca 血症

87 低尿酸血症

§ SIADH

§ 尿酸降下薬

§ Fanconi 症候群

§ 高血糖

§ 腎性低尿酸血症

88 学校健診における検尿異常 （体位性・運動性以外）

§ IgA 腎症

§ 良性家族性血尿 （菲薄基底膜病）

§ Alport 症候群

§ ANCA 関連血管炎

§ 一次性糸球体疾患 （p.270, 88）

89 会社健診（成人の健康診断）における検尿異常

§ 腎・泌尿器系悪性腫瘍

§ IgA 腎症

§ 糖尿病性腎症

§ 膜性腎症

§ 経過観察で消失する

90 無菌性膿尿

§ 憩室炎

§ 川崎病

§ 結核性 / クラミジア性

§ Behçet 病

§ 薬剤性膀胱炎

§ トキシックショック症候群

§ IgG4 関連腎臓病

§ 腎梗塞

§ 腎サルコイドーシス

§ 腎盂腎炎

§ 腎原発リンパ腫

92 単クローン性免疫グロブリン血症による腎症（アミロイドーシス以外）

§ POEMS 症候群

§ 単クローン性免疫グロブリン沈着症

§ PGNMID (Proliferative glomerulonephritis with monoclonal IgG deposits)

§ 軽鎖円柱腎症 (light chain cast nephropathy)

§ イムノタクトイド腎症

93　著しいアニオンギャップ開大を伴う，極端に著しいアシドーシス（pH6.6など）の鑑別

§ 乳酸アシドーシス

§ アスピリン過量服薬

§ メタノールやエチレングリコール中毒

§ 糖尿病性ケトアシドーシス

§ 尿毒症

Drug Side Effects

第4章

薬剤性

ここからの章には
薬剤に関する項目が並びます
ある薬剤の副作用やある症候の原因薬剤について
その候補をリストしています

1 薬疹の原因薬剤

§ βラクタム剤

§ ST 合剤 / スルファサラゾピリジン

§ ラモトリギン

§ カルバマゼピン

§ アロプリノール

§ アザチオプリン

2　固定薬疹（被疑薬）

§ NSAIDs

§ 市販の解熱鎮痛薬 / アリルイソプロピルアセチル尿素 / エテンザミド / アセトアミノフェン

§ キノロンなどの抗菌薬

§ カルボシステイン

§ チペピジンヒベンズ酸塩（アスベリン®）

3　薬剤熱の原因薬剤

§ 抗菌薬

§ 抗痙攣薬

§ サラゾスルファピリジン

§ 免疫チェックポイント阻害薬

§ アロプリノール

4　薬剤性浮腫の原因薬剤

§ Ca 拮抗薬

§ プロスタグランジン E_1 誘導体

§ ホルモン剤

§ NSAIDs

§ プレガバリン

5　食欲不振となる薬剤

§ セロトニン・ノルアドレナリン再取り込み阻害薬

§ メトホルミン

§ トラマドール

§ 低用量ピル

§ 麻黄湯

6 眠りを妨げる薬剤

§ 副腎皮質ステロイド

§ テオフィリン

§ 選択的セロトニン再取り込み阻害薬

§ 炭酸リチウム

§ 違法薬物 / 危険ドラッグ

7 授乳中の使用には適さない薬剤

§ アンカロン®

§ ヨードカプセル -123®

§ ヨウ化ナトリウム

§ コカイン

8　セフトリアキソンの副作用

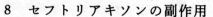

§ トランスアミナーゼ上昇

§ 偽胆石症 / 胆石性膵炎

§ 薬疹

§ Jarisch-Herxheimer 反応

§ セフトリアキソン脳症

§ 無顆粒球症

9　マクロライドの副作用

§ 嘔気

§ 血管痛 / 血管炎

§ QT 延長

§ PT-INR 延長

§ スタチンの毒性増強

10　キノロンの副作用

§ 中枢神経症状（頭痛，睡眠障害，見当識障害など）

§ 腱断裂

§ PT-INR 延長

§ QT 延長

§ テオフィリンの副作用増強

11　テトラサイクリンの副作用

§ 嘔気

§ 光過敏症

§ 前庭障害（ミノサイクリン）

§ 血管痛／静脈炎（ミノサイクリン）

§ 薬剤性 ANCA 関連血管炎（ミノサイクリン）

12　ST 合剤の副作用

§ 薬疹

§ クレアチニン上昇

§ 低血糖

§ 血中 K 上昇

§ 低 Na 血症

13　バンコマイシンの副作用

§ レッドマン症候群（上半身の皮疹，痒みなど）

§ 薬剤熱

§ 腎毒性

§ 好中球減少

§ 薬疹

14　メトロニダゾールの副作用

§ 嘔気

§ PT-INR 延長

§ 脳症

§ ジスルフィラム様作用（顔面紅潮，頭痛，嘔吐）

§ 末梢神経障害

15 　カルバペネムの副作用

§ 肝機能障害

§ 嘔気

§ 痙攣

§ ペニシリンとの交差アレルギー

§ バルプロ酸の血中濃度を下げる

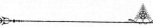

16 　抗菌薬関連脳症の原因薬剤

§ アシクロビル / バラシクロビル

§ メトロニダゾール

§ セフェピム

§ イソニアジド

§ キノロン

17　薬物による低血糖
（糖尿病治療薬によるものを除く）

§ 抗不整脈薬（シベンゾリン，ジソピラミド）

§ キノロン（レボフロキサシン，ガレノキサシン）

§ ARB（バルサルタン，オルメサルタン）

§ ペンタミジン

§ カルテオロール

18　DPP-4 阻害薬の副作用

§ 類天疱瘡

§ 低血糖

§ RS3PE 症候群

§ 関節症／関節痛

§ 首下がり症候群／限局性筋炎

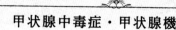

19 甲状腺中毒症・甲状腺機能低下症の どちらもきたし得る薬剤

§ アミオダロン

§ インターフェロン

§ ゴナドトロピン放出ホルモン誘導体

§ スニチニブ

§ 抗ウイルス薬（テノホビル/ビリアード®・ベムリ ディ®，ラミブジン/エピビル®・トリーメク®など）

20 甲状腺機能低下症をきたす薬剤 （ヨード・ホルモン剤以外）

§ 炭酸リチウム

§ 制吐剤/ドパミン塩酸塩（メトクロプラミドあるい はドンペリドン）

§ 抗てんかん薬（フェノバルビタール，フェニトイン， カルバマゼピン）

§ リファンピシン

§ 胃薬（水酸化アルミニウムを含む制酸薬；マーロッ クス®/スクラルファート，オメプラゾール）

21 無痛性甲状腺炎のトリガーとなる薬剤

§ アミオダロン

§ ゴナドトロピン放出ホルモン誘導体

§ スニチニブ

§ インターフェロン製剤

§ 炭酸リチウム

22 抗甲状腺薬の副作用

§ 薬疹

§ 肝機能障害

§ 無顆粒球症

§ 甲状腺機能低下症

§ ANCA 関連血管炎

353

23　橋本病患者のヨード摂取過剰で
起こり得ること

§ 無痛性甲状腺炎の発症

§ 甲状腺癌の発生率が上がる

§ 甲状腺腺腫が増大する

§ 甲状腺ホルモン合成が抑制される

§ Basedow 病の発症

24　薬剤性錐体外路症状の原因薬剤

§ 抗精神病薬

§ スルピリド

§ メトクロプラミド

§ 抗うつ薬

§ ドネペジル

25 Parkinson 症状を起こす薬剤

§ ハロペリドール

§ スルピリド

§ メトクロプラミド

§ プロクロルペラジン（ノバミン®）

§ ドネペジル

26 アカシジアの原因薬剤

§ 高力価型抗精神病薬（クロルプロマジン，ハロペリドールなど）

§ スルピリド

§ 非定型抗精神病薬（ペロスピロン，アリピプラゾール，リスペリドン，オランザピンなど）

§ メトクロプラミド

§ ミルタザピン /SSRI/ 三環系抗うつ薬

27　選択的セロトニン再取り込み阻害薬 （SSRI）の副作用

§ ノセボ効果による自己断薬

§ 嘔気

§ 覚醒／睡眠障害

§ めまい感

§ activation syndrome

28　セロトニン・ノルアドレナリン 再取り込み阻害薬 （SNRI）の副作用

§ ノセボ効果による自己断薬

§ 嘔気

§ 覚醒／睡眠障害

§ めまい感

§ 口渇

356

29　レベチラセタムの副作用

§ 眠気 / 傾眠

§ 浮動性めまい

§ 易刺激性 / 興奮 / 情緒不安定

§ 悪性症候群 / 横紋筋融解症

§ うつのない自殺企図

30　アシクロビルの副作用

§ 頭痛 / 嘔気

§ 腎症 / 急性腎不全

§ 脳症（意識障害，錯乱，幻覚・妄想，幻視，構音障害，失語）

§ 骨髄抑制 / 血球減少

§ 薬疹

31 可逆性後頭葉白質脳症の原因（薬剤）

§ シクロスポリン／タクロリムス

§ シスプラチン

§ 免疫グロブリン大量静注療法

§ リツキシマブ

§ ベバシズマブ

32 従来型の化学療法薬による
ニューロパチー

§ シスプラチン

§ カルボプラチン

§ オキサリプラチン

§ ビンクリスチン

§ タキサン系

33 免疫グロブリン大量静注療法の副作用

§ 頭痛

§ 肝機能障害

§ 発熱

§ 汗疹

§ 血栓傾向 / 深部静脈血栓症

34 光線過敏症の原因薬剤

§ ヒドロクロロチアチド（が入った降圧薬）

§ アムロジピン / ニフェジピン

§ アロプリノール

§ グリメピリド

§ ピルフェニドン

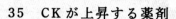

35　CKが上昇する薬剤

§ スタチン / フィブラート / アロプリノール

§ テオフィリン

§ レボフロキサシン

§ オランザピン / プロポフォール

§ コルヒチン

36　使用によりステロイド需要が増す
（ステロイドの代謝が亢進する）薬剤

§ リファンピシン

§ フェニトイン

§ フェノバルビタール

§ カルバマゼピン

§ エフェドリン

37 副腎皮質ステロイドの副作用 (開始4週間未満)

§ 入眠困難

§ 血糖上昇

§ 眼圧上昇

§ 浮腫

§ 電解質異常 (低 K 血症, 高 Na 血症)

38 副腎皮質ステロイドの副作用 (開始4週間以上)

§ 易感染性

§ ムーンフェイス

§ 月経異常

§ 脂質異常症

§ 骨粗鬆症 / 骨壊死

39 メトトレキサート
（週1，間欠投与）の副作用

§ トランスアミナーゼ上昇

§ 肺臓炎 / 間質性肺炎

§ 大球性変化 /MCV 上昇

§ 血球減少

§ 肝線維症

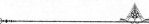

40 サラゾスルファピリジンの副作用

§ 薬疹 / 薬剤性過敏症症候群

§ 発熱

§ 肝機能障害

§ 葉酸欠乏

§ 錠剤が大きいことによる服薬中断→原病の悪化

41 アザチオプリンの副作用

§ 薬疹

§ 骨髄抑制

§ 肝機能障害

§ 嘔気

§ 薬剤性膵炎

42　コルヒチンの副作用

§ 下痢 / 軟便 / 腹痛

§ トランスアミナーゼ上昇

§ CK 上昇 / 横紋筋融解症 / ミオパチー

§ 脱毛

§ 血球減少 / 無顆粒球症

§ 末梢神経障害

43 TNF-α阻害薬の副作用

§ 点滴投与時の反応 / 皮下注射部位の反応

§ 細菌性肺炎

§ ニューモシスチス肺炎

§ 結核の再活性化

§ 膜性腎症

44 トシリズマブの副作用

§ 感染症の発見の遅れ

§ 細菌性肺炎

§ 帯状疱疹

§ 腸管穿孔 / 憩室炎遺残膿瘍

§ 肺障害 / 間質性肺炎

45　mTOR 阻害薬の副作用

§ 口腔粘膜炎

§ ざ瘡

§ 高脂血症

§ 腎障害 / 蛋白尿

§ 肺障害

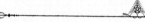

46　免疫チェックポイント阻害薬使用中の
易疲労・倦怠感（感染症以外）

§ 原病の進展

§ 電解質異常（Na，Ca）

§ 他の薬剤の副作用

§ 抑うつ

§ 内分泌 irAE

47　薬剤誘発性ループスの原因薬剤

§ イソニアジド

§ クロルプロマジン

§ カルバマゼピン

§ プロピルチオウラシル

§ ミノサイクリン

48　薬剤性 ANCA 関連血管炎の原因薬剤

§ プロピルチオウラシル

§ チアマゾール

§ ミノサイクリン

§ アロプリノール

§ リファンピシン

49　薬剤性血小板減少の原因薬剤

§ プロトンポンプ阻害薬

§ 抗MRSA薬（バンコマイシン，テイコプラニン，リネゾリド，ダプトマイシン）

§ ST合剤

§ カルバマゼピン

§ 薬剤性血栓性微小血管症として（p.368, 50）

50　薬剤性血栓性微小血管症の原因薬剤

§ ゲムシタビン

§ ベバシズマブ

§ カルシニューリン阻害薬（タクロリムス，シクロスポリン）

§ 抗血小板薬（クロピドグレル，チクロピジン）

§ スニチニブ

51 薬剤性無顆粒球症の原因薬剤
（抗腫瘍薬以外）

§ チアマゾール / プロピルチオウラシル

§ サラゾスルファピリジン

§ チクロピジン

§ セフトリアキソン / リファンピシン

§ コルヒチン

52 薬剤性好中球増多の原因薬剤

§ 副腎皮質ステロイド

§ G-CSF 製剤

§ β刺激薬

§ エピネフリン使用

§ 炭酸リチウム

53　腫瘍崩壊症候群の検査値異常

§ 高尿酸血症

§ 高 K 血症

§ 高 P 血症

§ 低 Ca 血症

§ クレアチニン上昇

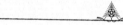

54　薬剤性リンパ節症の原因薬剤

§ フェニトイン / カルバマゼピン / フェノバルビタール

§ アロプリノール

§ ミノサイクリン

§ サラゾスルファピリジン / ジアフェニルスルホン (dapsone) / スルファサラジン

§ プロピルチオウラシル

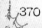

55　頻脈となる薬剤

§ テオフィリン

§ β刺激薬

§ シロスタゾール

§ 前立腺肥大の症状改善薬

§ 利尿薬

56　カルシウム拮抗薬の副作用

§ 便秘

§ 下腿浮腫

§ ほてり

§ 頭痛

§ 心筋収縮力低下

57　ACE阻害薬の副作用

§ 慢性咳嗽

§ 咽頭違和感（喉のイガイガ，咳払い）

§ 湿疹

§ 体液量減少

§ 血管浮腫

58　ジギタリスの副作用

§ 嘔気／嘔吐

§ 食欲不振

§ 非特異的な頭痛やめまい

§ 高度な高K血症

§ 突然発症の重症度の高い徐脈性不整脈

59 チクロピジンの副作用

§ 出血イベント

§ 血小板減少

§ 血栓性微小血管症

§ 無顆粒球症

§ 薬疹

60 シロスタゾールの副作用

§ 頭痛

§ 動悸

§ 頻脈

§ 出血イベント

§ QT 延長

61 抗アレルギー薬の副作用

§ 眠気 / 傾眠 / ふらつき

§ 口渇

§ 能率低下 / 集中力低下

§ 易刺激性 / 興奮

§ 便秘

62 中枢性鎮咳薬の副作用

§ 咳反射や嚥下反射の不適切な減弱

§ 便秘

§ 眠気

§ 排尿障害

§ アスベリン®；着色尿，フスタゾール®；口渇，メジコン®；MAO 阻害薬との相互作用，アストミン®；耐糖能の変化，フラベリック®；「半音下がって聴こえる」などの聴覚異常（音感の変化）

63　テオフィリンの副作用

§ 頻脈

§ 嘔気

§ 頭痛 / 興奮 / 不眠 / 痙攣

§ シメチジン併用で血中濃度上昇

§ キノロン併用で血中濃度上昇

64　薬剤性好酸球性肺炎の原因薬剤

§ メサラジン

§ ダプトマイシン

§ アセトアミノフェン /NSAIDs

§ ミノサイクリン

§ クロピドグレル

65 ピルフェニドンの副作用

§ 光線過敏症

§ 消化器症状（嘔気，食思不振，下痢）

§ 皮疹

§ めまい

§ 倦怠感

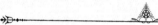

66 ニンテダニブの副作用

§ 下痢

§ 嘔気

§ 肝障害

§ 体重減少

§ ネフローゼ

67 ベバシズマブの副作用

§ 尿蛋白

§ 血栓性微小血管症

§ 腸管穿孔

§ 粘膜出血

§ 血栓塞栓

§ 血圧上昇 / 頭痛

68　ペメトレキセドの副作用

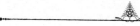

§ 肺障害

§ 蛋白尿

§ 薬疹 / 皮膚異常

§ 味覚障害

§ 嘔気

69　イソニアジド長期内服の副作用

§ 末梢神経炎

§ 嘔気 / 嘔吐

§ 肝機能障害 / 肝炎

§ 認知機能障害

§ 光線過敏 / 耳鳴

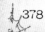

70 ゲムシタビンの副作用

§ 血管痛

§ 血栓性微小血管症

§ 肺障害

§ 腎障害

§ 偽性蜂窩織炎

71 下痢の原因となる薬剤

§ 酸化 Mg

§ マクロライド系抗菌薬

§ プロトンポンプ阻害薬

§ α - グルコシダーゼ阻害薬

§ コルヒチン

72 慢性下痢の原因となる薬剤

§ プロトンポンプ阻害薬

§ 抗菌薬

§ NSAIDs

§ テオフィリン

§ コルヒチン

73 *Helicobacter pylori* 除菌の副作用

§ 下痢 / 軟便

§ 皮疹

§ 腹痛

§ 肝機能障害

§ 除菌成功後の胃酸逆流の悪化

74　プロトンポンプ阻害薬の副作用

§ 下痢

§ 血小板減少

§ 薬疹

§ Collagenous colitis

§ 肺炎リスク上昇

75　メサラジンの副作用

§ 薬疹 / 薬剤性過敏症症候群

§ 肺障害 / 好酸球性肺炎

§ 尿細管間質性腎炎

§ 胸膜・心膜炎 / 心筋炎 / 心嚢水貯留

§ 膵炎

76 薬剤関連消化管病変

§ NSAIDs 起因性消化管病変

§ プロトンポンプ阻害薬による collagenous colitis

§ *Clostridioides difficile* 感染症

§ ダビガトラン起因性食道炎

§ オルメサルタン関連スプルー様腸疾患

77 薬剤性膵炎の原因薬剤

§ メサラジン

§ シクロスポリン / タクロリムス

§ バルプロ酸

§ エストロゲン製剤

§ L- アスパラギナーゼ

78　アロプリノールの副作用

§ 薬疹 / 薬剤性過敏症症候群

§ 薬剤熱

§ リンパ節症

§ クレアチニン上昇 / 間質性腎炎

§ アザチオプリンの代謝酵素であるキサンチンオキシ
ダーゼを阻害→顕著な骨髄抑制

79　薬剤性低ナトリウム血症の原因薬剤

§ 抗てんかん薬

§ 抗うつ薬

§ シクロホスファミド

§ ST 合剤

§ サイアザイド系利尿薬

80 薬剤性間質性腎炎の原因薬剤

§ NSAIDs

§ 免疫チェックポイント阻害薬

§ レボフロキサシン

§ アセトアミノフェン

§ メサラジン

81 高尿酸血症となる薬剤

§ サイアザイド

§ ピラジナミド

§ テオフィリン

§ アスピリン

§ フロセミド

82　蛋白尿をきたし得る薬剤

§ ベバシズマブ / ラムシルマブ / アフリベルセプト

§ ダサチニブ

§ スニチニブ

§ ブシラミン

§ Fanconi 症候群の原因薬剤（バルプロ酸，テノホビ
ル / アデホビル）

83　偽性薬剤性腎障害

§ ST 合剤

§ シメチジン

§ 抗 HIV 薬コビシスタット（COBI）

84 薬剤性低カリウム血症の原因薬剤

§ サイアザイド

§ 甘草 / グリチルリチン

§ ヒドロコルチゾン / 糖質コルチコイド

§ アムホテリシン B

§ 薬剤性腎性尿崩症として（炭酸リチウム，ホスカルネット）

§ 薬剤性 Fanconi 症候群として（バルプロ酸，テノホビル / アデホビル）

85 薬剤性着色尿の原因薬剤

§ メトロニダゾール（暗赤色）

§ セフジニル（赤色）

§ ヒベンズ酸チペピジン / アスベリン®（赤色）

§ リファンピシン（オレンジ色）

§ レボドパ（黒色）

86 SIADH の原因薬剤

§ カルバマゼピン / ラモトリギン / バルプロ酸

§ デュロキセチン

§ パロキセチンなどの SSRI

§ 抗腫瘍薬（シスプラチン，L- アスパラギナーゼ，ビンクリスチン）

§ アミトリプチリンなどの三環系抗うつ薬

87　薬剤性膀胱炎の原因薬剤

§ シクロホスファミド

§ ニボルマブ

§ ゲフィチニブ

§ 抗アレルギー薬（トラニラスト，フマル酸ケトチ
フェン，オキサトミド）

§ オウゴン（黄芩）入りの漢方薬

索引

1 Kunimatsu 用

数字・欧文

ANCA
　―関連血管炎（53, 125, 164, 242, 336, 353）/MPO-―関連血管炎（157）/ 薬剤性―関連血管炎（348, 367）/MPO-―陽性（300）/PR3-―陽性（300）

Behçet
　腸管―（10, 138, 268, 269, 270）/ 神経―（60, 87）/―病（90, 92, 93, 135, 168, 169, 187, 210, 222, 245, 246, 338）/―反応（93）/―症状（138, 269）/ 血管―（313）

CK
　―上昇（38, 284, 364）/ 高―血症（299）/―が上昇する薬剤（323, 360）

Crohn
　―病（2, 10, 138, 139, 187, 246, 269, 330）/ 大腸型―病（267）/―病と誤診される疾患（268）

EB
　―ウイルス（98, 220, 287）/―V関連 T-NK リンパ増殖症（98, 251）/―V関連リンパ増殖性疾患（119, 139）/―ウイルス感染症（134）/ 慢性活動性―V感染症（139, 239, 245, 252）

Guillain-Barré
　―症候群（39, 72, 86, 149, 229）

HIV
　認識されていない―（3）/ 急性―感染症（20, 47, 216, 218, 219, 220）/―（27, 46, 157, 174, 187）/―感染（32）/―関連腎症（152）/―によるもの（156）/―スクリーニング検査の偽陽性（287）/―患者のニューモシスチス肺炎（322）/ 抗―薬コビシスタット（385）

IgA 血管炎
　―（12, 144, 150, 154, 164, 176, 243, 267, 329, 330）

IgG4
　―-related "systemic" disease（35）/―関連甲状腺炎（51）/―関連疾患に合併する甲状腺炎（51）/―関連疾患（53, 94, 110, 111, 119, 125, 157, 158, 193, 207, 229, 235, 242, 247, 249, 301, 309, 311, 318, 321, 327, 328）/―関連収縮性心膜炎（113）/―関連硬化性胆管炎（136）/―の上昇（301）/―関連腎臓病（339）

Lewy（レビー）

— body constipation（5）/—小体便秘（5）/—小体型認知症（63, 108）/びまん性—小体病（228）

NSAIDs

—髄膜炎（59）/—起因性（139）/—（170, 269, 343, 344, 375, 380, 384）/—起因性腸炎（270）/—起因性消化管病変（382）

Parkinson（ism）/パーキンソン（ン）

—病（19, 29, 64, 76, 77, 79, 108, 174, 201, 204, 228）/—病に関連するもの（63）/抗—病薬の効果が少ない（77）/—症状（75, 201, 355）/代謝性—ニズム（52）/—ニズム（59）/薬剤性—ニズム（77）

Sjögren

—症候群（32, 59, 83, 87, 116, 125, 157, 158, 160, 171, 179, 207, 229, 247, 276, 309, 310, 323）/—症候群に伴う肺病変（263）/—症候群の神経症候（291）/乾燥症状が許容内の—症候群（298）

あ行

アシドーシス

糖尿病性ケト—（4, 327, 333, 340）/ケト—（18）/代謝性—（18, 128）/尿細管—（332）/極端に著しい—（340）/乳酸—（340）

か行

喀血

—（104, 122）/大量—（122）

気管支喘息

—（16, 18, 123, 205）/治療抵抗性の—（124）/—発作（255）/—と誤診される疾患（260）

胸膜炎

右肺底部—（7）/—（11, 14, 15, 117, 264）/家族性地中海熱の—（12）/肺炎随伴—（37）/—をきたす非感染性炎症性疾患（94）/結核性—（118, 119, 261）/尿毒症性—（121）

くも膜下出血

—（3, 57, 59, 102, 148, 202, 209, 233, 234, 306）/後頸部痛←—（198）/—で発症（234）/動脈瘤のない—（292）/中脳周囲—（292）

憩室炎

右側結腸—（7, 9）/左側結腸—（12）/左側結腸—遺残膿瘍（13）/結腸—（264）/盲腸—（331）/—（338）/—遺残膿瘍（365）

血小板減少

—（41, 42, 285, 304, 373, 381）/後天性の血栓性—性紫斑病（97）/血栓性—性紫斑病（100, 250, 303）/—性紫斑病（164, 243）/特発性—性紫斑病（239）/著しい—（303）/自己免疫性—症（303）/入院中の—

（303）／ヘパリン起因性―症
（304）／薬剤性―（368）

抗コリン薬
　―（32, 33, 171, 273）／―使用
　（87）／―中毒（272, 275）

甲状腺機能亢進
　―症（27, 28, 106, 224, 225, 232,
　323）／原発性副―症（34, 226,
　295, 335）／副―症（201）　―
　（202, 334）

甲状腺機能低下
　―症（2, 64, 182, 185, 199, 201,
　203, 204, 206, 224, 291, 299, 333,
　352, 353）／―症患者に生じ得
　る神経系異常（52）／―症に伴
　うもの（62）／ミオパチーを
　伴う―症（240）／偽性副―症
　（294）／―症をきたす薬剤
　（352）

骨髄異形成症候群
　―の染色体異常を伴う患者
　（138, 269）／―（175, 245, 246,
　281, 305, 308）

骨髄腫
　多発性―（34, 152, 163, 175, 239,
　295, 335）／―と類縁疾患（158,
　160）／―の髄外病変として
　（199）／―（297）／IgG型―
　（309）／IgM型―（310）

さ行

サイトメガロウイルス
　―初感染（216, 219）／―肺炎
　（221）／―腸炎（268）／―小腸
　炎（270）／―（287）

サルコイドーシス
　―（35, 53, 83, 86, 101, 108, 111,
　113, 158, 163, 172, 185, 242, 247,
　249, 258, 317, 318, 321, 335）／神
　経―（59, 234, 291, 292）／心―
　（107, 257, 312）／筋―（199, 240）
　／骨―（295）／腎―（339）

子宮
　―外妊娠（4, 9, 12, 26, 108, 178,
　182）／―外妊娠破裂（10, 13）／
　異所性―内膜症（121, 127）／
　―内膜症（130, 178, 179）／―癌
　（131）／―腺筋症（178, 180）／
　―萎縮（179）／―体癌（179,
　183, 326）／―内膜過形成（179）
　／―筋腫（180）／―内膜ポリー
　プ（180）／不正―出血（182）
　／―頸部の問題（182）／―体部
　の問題（182）／―内膜異型増
　殖症（183）／―頸癌（317）

失神
　―（6, 26, 104, 114, 178）／痙攣
　性―（26）

紫斑
　―（41, 250）／後天性の血栓性
　血小板減少性―病（97）／血
　栓性血小板減少性―病（100,
　250, 303）／触知できる―（164）
　／点状出血と―（164）／血小
　板減少性―病（164, 243）／特
　発性血小板減少性―病（239）
　／Henoch-Schönlein―病（243）

縦隔
　―腫瘍（121）／特発性―気腫
　（186）／―病変（196）／―腫瘤

（197）

心筋梗塞

急性—（4, 17, 264）/—（6, 111, 257, 323）/陳旧性—（109）/ recent onset の—（109）/咽頭痛←急性—（198）/—後（312）

膵炎

急性—（11, 138, 163, 327）/—後（132）/—に伴う皮下結節性脂肪壊死症（162）/自己免疫性—（266, 327, 328）/腫瘤形成性—（328）/Groove —（328）/胆石性—（346）/薬剤性—（363, 382）/—（381）

前立腺

—肥大（29, 30, 371）/—癌（89, 197, 207, 295）/—病変（151）/—の mass（176）/—膿瘍（176）/—原発リンパ腫（176）/慢性—炎様症候群（178）

た行

多発性硬化症

—（18, 23, 29, 70, 71, 73, 79, 87, 126, 204, 227, 234, 235, 236, 276, 292）/—や多系統萎縮症（171）

胆管炎

—（7）/急性—（7, 264）/原発性胆汁性—（135, 174, 310）/ IgG4 関連硬化性—（136）/原発性硬化性—（136）/硬化性—（327, 328）

胆嚢炎

急性—（7, 264）/気腫性—（7,

40）/無石性—（8）/—（14）/出血性—（329）/黄色肉芽腫性—（329）

虫垂炎

—（9, 14, 264）/穿孔性—（10）/急性—（243）

てんかん

抗—薬（23, 61, 98, 149, 161, 165, 171, 352, 383）/—による痙攣性失神（26）/抗—薬服用中（55）/—治療歴（61）/睡眠—（64）/非痙攣性—重積（65）/症候性—（70）/—（71, 227）/側頭葉—（130）/—発作（223）/—原性精神変容（231）/—原性（232）

伝染性単核球症

—（20, 47, 216, 218, 250, 306）/—様症候群（216）

動脈解離

大—（6, 70, 118, 122, 151, 184, 256）/椎骨—（57, 202）/椎骨脳底—（69）/内頸—（86）/脳—（292）/若年者の大—（311）

な行

妊娠

正常—悪阻（4）/子宮外—（4, 9, 12, 26, 108, 178, 182）/子宮外—破裂（10, 13）/—（52, 97, 163, 167, 180, 181, 287, 313）/—に伴う頭痛（56）/—中（88）/急性—脂肪肝（133, 136）/—高血圧腎症（152）

脳腫瘍
— (3, 58, 61, 68, 204) / 小—
(85) / 転移性— (235, 293) /
—による圧迫 (244) / 出血し
ている— (293)

は行

肺塞栓
— (6, 18, 26, 104, 123, 256, 321)
/ —症 (15, 106)
副腎
—不全 (2, 49, 227, 288, 289,
333) / 急性—不全 (36) / —ク
リーゼ (36) / アンドロゲン
産生—腫瘍 (54) / —皮質機能
低下症に伴うもの (62) / —皮
質ステロイド (179, 345, 361,
369) / —皮質機能低下症 (210,
307) / 原発性—皮質機能低下
症 (253)
片頭痛
前庭性— (25, 276) / — (56,
192, 233) / —発作 (194, 227)
補体
—制御異常 (97) / —低下 (153)
/ 先天性—欠損症 (208) / 低
—血症性蕁麻疹様血管炎
(242) / 低—血症 (301)

や行

薬疹
— (165, 218, 219, 342, 346, 348,
349, 353, 357, 362, 363, 373, 378,
381, 383) / 入院後投与された
薬剤による— (166) / 入院直
前に開始されていた薬剤によ
る— (166) / 特殊な— (166)
/ 膿疱型— (168) / —を伴うサ
イトメガロウイルス初感染
(219) / 固定— (282, 343)

ら行

卵巣
—出血 (9, 12, 14) / 多嚢胞性
—症候群 (54, 89, 180, 182) / —
Sertoli-Leydig 細胞腫 (54) /
—癌 (88, 131, 326) / —機能低
下 (180) / —疾患 (264)
緑内障
急性閉塞隅角— (3, 87, 148,
191, 192, 195) / — (58)
瘻
腸骨動脈・腹部大動脈 -S 状結
腸— (13) / 腎盂十二指腸—
(13) / 大動脈腸管— (114) /
気管支動脈 - 肺動脈— (122)
/ 硬膜動静脈— (191) / 頸動
脈 - 海綿静脈洞— (191) / 海
綿静脈洞部硬膜動静脈—
(227) / 脊髄硬膜動静脈—
(234) / 肺動静脈— (318, 319,
320)

2　病名・症候・その他

数字・欧文

1 型糖尿病	327
21- 水酸化酵素欠損症	54
22q11.2 欠失症候群	294
2 期梅毒	277, 280
A to A 塞栓	67
AA アミロイドーシス	207
abuse	243
ACE 阻害薬	16
ACTA2 遺伝子変異	311
ACTA2 欠損症	67
ACTH 単独欠損症	204
activation syndrome	356
acute Wiiitis（急性 Wii 炎）	213
Addison 病	174
Adie 瞳孔	87
aggressive lymphoma	188, 196, 302
Aicardi-Goutieres 症候群	294
AICA 症候群	25
Alport 症候群	150, 154, 336
Alzheimer 病	63, 79, 224, 228
AL アミロイドーシス	103
ANCA 関連血管炎	53, 125, 164, 242, 336, 353
ARDS	221
ataxic hemiparesis	75
AVM	140
A 群溶血性連鎖球菌性咽頭炎	20
A 型胃炎	143
Baker 囊胞の破裂	199
Bartter 症候群	334
Basedow 眼症	192
Basedow 病	51, 204, 225, 233, 354
Bazin 硬結性紅斑	173
Becker 型筋ジストロフィー	199
Behçet 症状	138, 269
Behçet 病	90, 92, 93, 135, 168, 169, 187, 210, 222, 245, 246, 338
Bell 麻痺	86
Birt-Hogg-Dubé 症候群	127, 263
blue toe syndrome	109
body packer	209
Bornholm 病	117
BPPV 発作	23
Budd-Chiari 症候群	135, 143, 325
Buerger 病	109, 173
Burkitt リンパ腫	103, 136
B 型肝炎	266
C1q 腎症	154
Caroli 病	327
Castleman 病	125, 207, 247, 299, 309
Charcot-Marie-Tooth 病	126
Chronic enteropathy associated with *SLCO2A1*（CEAS）	139, 268
Cockayne 症候群	294
Cogan 症候群	311
collagenous colitis	28, 381, 382
COPD	3, 17, 19, 27, 123, 203, 205, 255, 322
cough hypersensitivity syndrome（咳過敏性症候群）	16

Creutzfeldt-Jakob 病　62, 75, 230

Crohn 病　2, 10, 138, 139, 187,
　　　　　246, 268, 269, 330

Cronkhite-Canada 症候群　142

Crow- 深瀬症候群　248

Crowned dens 症候群 21, 59, 202

Cushing 症候群　52, 100, 204,
　　　　　206, 232, 334

Cushing 病　52

C 型肝炎　266

Dieulafoy's lesion　140

DISH　246

Duchenne 型筋ジストロフィー
　　　　　199

Duhring 疱疹状皮膚炎　169

Eczema　170

Erdheim-Chester 病　111

E 型肝炎　136

Fabry 病　69, 171, 257

factitious hypoglycemia
　（虚偽性低血糖）　288

Fanconi 症候群 159, 160, 336, 385

FDG-avid lymphoma　103

Felty 症候群　305

Fisher 症候群　5, 81, 83, 107, 149

flank pain　14

Fontan 手術後　143

G-CSF 産生腫瘍　306

Gaisböck 症候群　254

GATA2 欠損症　208

Gerstmann-Sträussler-
　Scheinker 病　230

Gibert（ジベル）ばら色粃糠疹
　　　　　277, 280, 282

Gilbert 症候群　324

GIST　140, 157

Gitelman 症候群　334

Glucose transporter type 1
　（GLUT1）欠損症候群　291

Good 症候群　53, 175, 323

Groove 膵炎　328

Guillain-Barré 症候群　39, 72, 86,
　　　　　149, 229

Henoch-Schönlein 紫斑病 243

Hirschsprung 病　5

HIV/AIDS　3, 27, 174, 187

HIV 感染　32

HIV 関連腎症　152

Hodgkin リンパ腫　103

Horner 症候群　82

Hughes-Stovin 症候群　313

HUS　97

H 鎖病　309

IgA 血管炎　12, 144, 150, 154,
　　　　164, 176, 243, 267, 329, 330

IgA 腎症　150, 152, 154, 155,
　　　　　300, 336, 337

IgG4 関連疾患　53, 94, 110, 111,
　　119, 125, 157, 158, 193, 207,
　　229, 235, 242, 247, 249, 301,
　　309, 311, 318, 321, 327, 328

IgG4-related "systemic"
　disease　35

IgG4 関連硬化性胆管炎　136

IgG4 関連甲状腺炎　51

IgG4 関連収縮性心膜炎　113

IgG4 関連腎臓病　339

IgG 型骨髄腫　309

IgG サブクラス欠損症　115

IgM- λ 型 M 蛋白血症　296

IgM 型骨髄腫　　　　　　310
immune brachial plexus
　neuropathy　　　　　　126
indolent lymphoma　　101, 247
inflammatory fibroid polyp
　（IFP）　　　　　　　140
Jarisch-Herxheimer 反応　346
Kallmann 症候群　　　　79
Kaposi 水痘様発疹症　　169
Klinefelter 症候群　　　　55
L4-5 椎間板ヘルニア　　200
Lambl 疣贅　　　　　　312
Langerhans 細胞組織球症　34,
　　　　　　263, 295, 321
Leber（レーベル）遺伝性視神経
　症　　　　　　　　　194
Lemierre 症候群　　258, 318
Lewy body constipation
　（レビー小体便秘）　　5
Lewy 小体型認知症　　63, 108
Libman-Sacks 心内膜炎　112, 312
Loeys-Dietz 症候群　　　311
Löffler 心内膜炎　　　　66
LSD　　　　　　　　　275
magnet gait　　　　　　75
MALT リンパ腫　　144, 193, 301
Marfan 症候群　98, 110, 311, 313
MDMA　　　　　　　　275
Meckel 憩室内翻症　　　140
MELAS　　　　　　　　294
Ménétrier 病　　　　　142
Ménière 病　　　25, 73, 276
MGUS　　　　　175, 298, 310
Mirizzi 症候群　　　　327
MPO-ANCA 関連血管炎　157

Münchhausen 症候群　211, 227,
　　　　　　279, 282, 288
myxoedematous madness　62
M 蛋白血症　　　　　　309
neuroendocrine tumor（NET）
　　　　　　　　　140
Niemann-Pick 病　　　101
NMDA 受容体脳炎　230, 231
non-thyroidal illness　224
NSIP　　　　　　　262
Nutcracker 症候群　　129
Opalski 症候群　　　67
paraneoplastic vasculitis　164
Parkinson 症状　75, 201, 355
Parkinson 病　19, 29, 63, 64, 76, 77,
　　79, 108, 174, 201, 204, 228
Peutz-Jeghers 症候群　174
PFAPA 症候群　　　245
PGNMID（Proliferative
　glomerulonephritis with
　monoclonal IgG deposits）339
piebaldism　　　　277
POEMS 症候群　248, 253, 339
pseudosepsis　　　36
PT-INR 延長　　　　39
pulmonary tumor thrombotic
　microangiopathy：PTTM（肺
　腫瘍血栓性微小血管症）251
pusher syndrome　209
pyogenic granuloma　140
Ramsay-Hunt 症候群　85
Raynaud 症状　　　93
Recklinghausen 病　121
red eye　　　　　191
restless leg 症候群　205

Rosai-Dorfman 病 235
RS3PE 症候群 351
SAPHO 症候群 21
Schnitzler 症候群 310
seizure 60
severe paroxysmal
　hypertension 233
shock liver 325
SIADH 149, 196, 333, 336, 387
silicosis 258, 321
Sjögren 症候群 32, 59, 83, 87,
　116, 125, 157, 158, 160, 171,
　179, 207, 229, 247, 263, 276,
　291, 298, 309, 310, 323
Sneddon-Wilkinson 病 168
solitary fibrous tumor（孤立性線
　維性腫瘍） 176
Stevens-Johnson 症候群 243
strep throat 20
stroke mimics 70
Sweet 症候群 279, 282
Sweet 病 279, 282
TAFRO 症候群 36, 247, 248,
　253, 299
TINU 症候群 158
TNF 受容体関連周期性症候群
　210, 244
Todd 麻痺 70
Trousseau 症候群 66
TTP 97
T 細胞リンパ腫 218
urine ascites（尿性腹水） 133
VIP 産生腫瘍 171
Vocal Cord Dysfunction 260
Vogt- 小柳 - 原田病 59, 190

von Willebrand 病 98
Waldenström マクログロブリ
　ン血症 310
Wallenberg 症候群 184
wheeze 123
Whipple 病 237, 309
Wilson 病 135, 228, 325
X 連鎖リンパ増殖症候群（XIAP
　欠損症） 268
yellow nail syndrome 119
zoster sine herpete 86

あ行

アカシジア 77, 78, 355
アカラシア 19
亜急性甲状腺炎 21, 186, 299
亜急性細菌性心内膜炎 239
亜急性連合性脊髄変性症 74
悪心 4
悪性外耳道炎 40
悪性関節リウマチ 242
悪性胸膜中皮腫 127
悪性高血圧 111
悪性黒色腫 235, 277, 293
悪性疾患 120
悪性腫瘍 90, 100, 185, 335
悪性症候群 59, 198, 225, 274, 357
悪性リンパ腫 34, 35, 111, 220
あくび 48
足関節炎 91
アシドーシス 340
汗疹 359
アデホビル 160
アトピー性皮膚炎 127, 278
アナフィラキシー 16, 184

アフタ性病変	186
アミロイドーシス	28, 32, 113, 142, 156, 224, 263
アミロイドミオパチー	199
アミロイド腎症	271
アルカローシス	334
アルコール依存症	49
アルコール性肝障害	266
アルコール離脱	274, 275
アレルギー性鼻炎	79
アンドロゲン産生副腎腫瘍	54
アンドロゲン性脱毛症	172
按鼻	209
胃 GIST	328
胃 NET（neuroendocrine cell tumor）	143
胃炎	256
胃潰瘍	6, 256
胃潰瘍穿孔	11
胃癌	131, 197, 306, 327
息切れ	17
胃酸逆流	16, 17, 380
意識障害	198, 357
胃・十二指腸潰瘍穿孔	7
萎縮性胃炎	309
異常行動	48
異常ヘモグロビン症	290
異所性 ACTH 症候群	174
異所性子宮内膜症	121, 127
異所性膵	140
一次性糸球体疾患	270, 336
一次性膜性増殖性糸球体腎炎	271
一過性黒内障	195
一酸化炭素中毒	18
一般細菌感染症	306
遺伝性 ATTR アミロイドーシス	108
遺伝性球状赤血球症	96, 101
遺伝性血管性浮腫	130, 329, 330
遺伝性血球貪食症候群	252
遺伝性出血性毛細血管拡張症	98, 188
胃・脾臓原発リンパ腫	12
疣（いぼ）	175
イムノタクトイド糸球体症	150, 271
イムノタクトイド腎症	339
陰茎癌	177
陰茎原発リンパ腫	177
陰茎転移	177
咽喉頭異常感症	265
咽喉頭結核	17
咽後膿瘍	243
インスリノーマ	49, 206, 227, 289
インスリン自己免疫症候群	49
咽頭違和感	372
咽頭痛	198
陰嚢腫脹	177
陰嚢痛	176
ウイルス感染症	35, 98
ウイルス性肝炎	325
ウイルス性上気道炎	16
ウイルス性髄膜炎	250
ウイルス性肺炎	38, 259, 284
ウイルス性迷路炎	25
右肩痛	198
右心系感染性心内膜炎	258
右側結腸憩室炎	7, 9
うつ（病）	3, 56, 212, 224, 273, 276

うっ血性心不全　　50, 111, 131, 205, 224, 255

うっ滞性皮膚炎　　173

右肺底部胸膜炎　　7

運動失調　　72, 73, 74, 75

運動神経障害　　72

栄養障害　　180

壊死型虚血性腸炎　　13

壊死性筋膜炎　　40

壊死性血管炎　　150

壊死性軟部組織感染症　　43

壊疽性膿皮症　　175, 279

エリスロポエチン産生腫瘍　　254

エリスロポエチン受容体遺伝子異常　　254

円形脱毛症　　172

円形無気肺　　320

嚥下困難・障害　　19, 145

炎症性偽腫瘍　　12, 125, 192, 319, 320

炎症性腸疾患　　27, 28, 92, 142, 163, 207, 210

延髄外側梗塞　　24, 82, 184

延髄梗塞　　25, 87

横隔神経麻痺　　18, 115, 126

横隔膜下膿瘍　　87

嘔気　　347, 348, 349, 350, 356, 357, 363, 372, 375, 376, 378

黄色肉芽腫性胆囊炎　　329

黄疸　　136

横断性脊髄炎　　71, 72, 234

嘔吐　　3, 4, 105, 148, 349, 372, 378

オウム病　　22, 38

横紋筋融解（症）　　152, 357, 364

驚きの"不明熱界隈"　　211

オルニチントランスカルバミラーゼ欠損症　　326

オンコロジックエマージェンシー　　196

か行

外傷　　34, 52, 75, 90, 117, 120, 151, 182, 194, 195, 312, 334

咳嗽　　16

外鼠径ヘルニア　　177

外転神経麻痺　　81, 83

回転性めまい　　24, 25

海綿静脈洞症候群　　81, 83, 84, 192, 227

回盲部炎　　9

回盲部潰瘍　　10, 138

潰瘍性大腸炎　　12, 13, 39, 128, 175, 267, 268, 269, 300, 330

解離　　6, 24

解離性動脈瘤　　111

解離反応　　65, 70, 71, 194

過活動膀胱　　29

踵打ち歩行　　74

可逆性後頭葉白質脳症（posterior reversible encephalopathy syndrome：PRES）　　88, 161, 358

可逆性脳血管攣縮症候群　　57, 227

学習障害　　273

覚醒　　356

角層下膿疱症　　168

拡張型心筋症　　108, 257

角膜上皮剝離　　195

隠れて瀉血　　101

過呼吸　　18

過誤腫	125, 319, 320	下壁梗塞	3, 107
下肢深部静脈血栓症	69	鎌状赤血球性発作	273
下肢蜂窩織炎	203	過眠	64, 235
下垂体炎	83	カルシフィラキシス	
下垂体疾患	180	（calciphylaxis）	279
下垂体腺腫	58	カルチノイド症候群	28, 171
下垂体病変	58, 84	カルニチン欠乏症	5
かぜ	184, 211	加齢性白質病変	75
家族性地中海熱	10, 12, 60, 90, 92,	川崎病	20, 21, 60, 92, 109, 110,
	93, 94, 130, 133, 139,		165, 169, 243, 312, 329, 338
	207, 210, 245, 246, 252,	がん（癌）	34, 35, 51, 53, 111, 117,
	267, 268, 298, 330, 331		118, 120, 121, 157, 175,
家族性低カルシウム（Ca）尿性			188, 203, 205, 239, 246,
高カルシウム（Ca）血症			261, 262, 303, 305, 306, 326
	226, 335	肝炎	378
家族性特発性基底核石灰化症		感音性難聴	190
（Fahr 病）	294	眼窩炎症性偽腫瘍	192
下腿潰瘍	173	眼窩隔膜前蜂窩織炎	192
下腿浮腫	50, 371	眼窩病変	192
肩関節痛	21	眼窩蜂窩織炎	192
片麻痺	48	宦官型体型	55
下腸間膜動脈閉塞症	13	肝機能障害	350, 353, 359,
脚気	229		362, 363, 378, 380
喀血	104, 122	眼瞼下垂	82
滑車神経麻痺	81	肝原発リンパ腫	8
褐色細胞腫	106, 224, 225, 233, 276	肝硬変	54, 131, 132, 135, 137,
滑膜性軟骨腫症（synovial			143, 153, 167, 258, 288,
chondromatosis）	298		289, 290, 322, 324, 326
過粘稠度症候群	100	肝細胞癌	7, 131, 132
化膿性関節炎	21, 41, 93	肝疾患	326
化膿性椎体炎	43	間質性腎炎	150, 158, 383
過敏性血管炎	164, 243	間質性肺炎	17, 19, 217, 221,
過敏性肺臓炎	322		255, 262, 362, 365
下部消化管穿孔	6	肝周囲炎	8, 14, 198
貨幣状湿疹	277, 282	肝障害	325, 376

肝性脳症	137
癌性リンパ管症	249
関節炎・関節症	239, 297, 351
関節症性乾癬	91, 92, 238
関節痛	351
関節リウマチ	93, 94, 113, 116,
	125, 207, 237, 238, 239,
	240, 241, 309, 310, 323
乾癬	94, 170, 277, 278, 280, 282
肝線維症	362
乾癬性関節炎	297
感染性関節炎	298
感染性心内膜炎	12, 27, 43, 66,
	127, 155, 300, 312
感染性大腸炎	330, 331
感染病巣形成	42
完全房室ブロック	108
眼痛	192
肝転移	131
冠動脈疾患・病変	110, 209
肝動脈瘤	7
管内増殖性糸球体腎炎	42
肝膿瘍	8, 299
肝肺症候群	322
がん悪液質	24
癌性胸水	118
癌性髄膜炎	59
肝内腫瘍	299
顔面紅潮	171, 349
顔面神経麻痺	47
顔面麻痺	85, 86
寒冷凝集素症	310
冠攣縮性狭心症	255
奇異性塞栓症	69
奇異性脳梗塞	66
気管支拡張症	122
気管支喘息	16, 18, 123,
	124, 205, 260
気管支喘息発作	255
気管支中心性肉芽腫症	116
気管支動脈蔓状血管腫	122
気管支動脈瘤	121
気管軟化症	123, 124, 260
気胸	18, 117, 127
菊池病	21, 60, 98, 216, 220, 250
器質化肺炎	37, 115, 116,
	217, 259, 284, 321
気腫性腎盂腎炎	11, 40
気腫性胆嚢炎	7, 40
気腫性膀胱炎	40
偽性褐色細胞腫	225, 233
偽性高カリウム（K）血症	335
偽性腸閉塞	39
偽性低血糖	289
偽性副甲状腺機能低下症	294
偽性蜂窩織炎	379
偽性薬剤性腎障害	385
偽胆石症	284, 346
偽痛風	21
吃逆	105
基底細胞癌	175
気道過敏	17
気道・縦隔病変	196
気道閉塞	47
機能性高体温症	210, 245
機能性頭痛	56
機能性ディスペプシア	2
機能性腹痛症候群（functional abdominal pain syndrome： FAPS）	129

機能性便秘	128
偽膜性大腸炎	128
偽膜性腸炎	102, 330
虐待	243
逆流性食道炎	2, 256, 265
嗅覚障害	79
休止期脱毛	172
急性 B 型肝炎	216
急性 HIV 感染症	20, 47, 216, 218, 219, 220
急性アルコール性肝炎	264
急性胃腸炎	148
急性胃粘膜障害	6
急性咽頭炎	216
急性陰嚢症	14
急性ウイルス性筋炎	36
急性ウイルス性肝炎	220
急性咳嗽	16
急性肝炎	47, 134, 137, 252, 302
急性間欠性ポルフィリン症	130, 149, 273
急性冠症候群	105
急性肝不全	128, 134
急性好酸球性肺炎	217
急性呼吸困難	18
急性骨髄性白血病	152
急性散在性脳脊髄炎	234, 235, 292
急性小脳炎	231
急性腎盂腎炎	3, 4, 148
急性心筋梗塞	4, 17, 198, 264
急性進行性糸球体腎炎	155
急性腎不全	357
急性膵炎	11, 138, 163, 327
急性髄膜脳炎	225
急性精神病	275
急性脊髄障害	72
急性前骨髄球性白血病	304
急性胆管炎	7, 264
急性単関節炎	90, 212
急性胆嚢炎	7, 264
急性虫垂炎	243
急性腸間膜虚血	6
急性疼痛	213
急性妊娠脂肪肝	133, 136
急性白血病	188, 196, 239, 252, 281, 302, 334
急性白血病（M2）	303
急性白血病（M3）	303
急性汎発性発疹性膿疱症	166, 168, 169, 243
急性副腎不全	36
急性閉塞隅角緑内障	3, 87, 148, 191, 192, 195
急性膀胱炎	211
境界性パーソナリティ障害	232
胸郭出口症候群	236
胸腔内甲状腺腫	197
橋梗塞	24, 83
狭心症	17, 236, 265
狭心痛	15, 105
胸腺種	15, 53
胸腺腫瘍	197
胸痛	15, 53, 105, 117
強皮症	93, 113, 142, 173
恐怖性姿勢めまい（Phobic Postural Vertigo)	23, 24
胸部大動脈瘤	122
胸膜悪性中皮腫	261

胸膜炎	11, 12, 14, 15, 94, 117, 191, 264
胸膜結核	12
胸膜心膜炎	381
胸膜痛	15, 117
胸膜播種	261
局所痛	114
局所リンパ節腫脹	34
虚血	6, 325
虚血性心疾患	108
虚血性大腸炎	12
虚血性腸炎	330
巨細胞性心筋炎	257
巨細胞性動脈炎	57, 80, 83, 84, 94, 181, 185, 195, 203, 210, 241, 244, 297, 299, 311
巨赤芽球性貧血	308
起立性低血圧	108
筋萎縮性側索硬化症	19, 126
筋炎	72, 323
筋強直性ジストロフィー	82, 335
菌血症	35, 39, 43, 61, 102, 106, 114, 151, 164, 241, 243, 244, 245, 300
筋サルコイドーシス	199, 240
筋ジストロフィー	108
筋疾患	323
筋腫	182
筋症	72
緊張型頭痛	56
筋痛	35, 36
筋膜炎	35, 36
筋力低下	29
空洞性病変	314, 315, 316, 317
空腹	223
首下がり症候群	201, 351
くも膜下出血	3, 57, 59, 102, 148, 198, 202, 209, 233, 234, 292, 306
クリオグロブリン血症	109, 157, 296, 301
クリオグロブリン血症性血管炎	153, 164, 242, 243
クリオグロブリン腎症	271
クリオピリン関連周期性発熱症候群	60
グルテン失調症	72, 231
群発頭痛	56, 192, 227
頸癌	182
頸管炎	182
軽鎖円柱腎症（light chain cast nephropathy）	339
軽鎖沈着症	156, 157, 263
憩室炎	7, 9, 12, 264, 331, 338
憩室炎遺残膿瘍	365
形質細胞性白血病	309
形質細胞性リンパ腫	309
頸髄硬膜外血腫	229
頸椎化膿性脊椎炎	21
頸椎硬膜外膿瘍	202
頸椎症性頸髄症	235
頸動脈小体腫瘍	86
珪肺	258, 321
頸部化膿性脊椎炎	202
頸部痛	21
傾眠	357, 374
痙攣	48, 60, 61, 128, 161, 350, 375
痙攣性失神	26
劇症型心筋炎	112
血圧上昇	198, 209
血液腫瘍	162, 163, 165

血液腫瘍の浸潤　166
結核（症）　27, 37, 46, 113, 124,
　　132, 242, 249, 260, 296,
　　299, 316, 317, 319, 338, 365
結核腫　319
結核疹　162
結核性胸膜炎　118, 119, 261
結核性脊椎炎（Pott 病）　43
結核性リンパ節炎　250, 301
血管 Behçet　313, 313
血管炎　35, 72, 84, 88, 109, 164, 176,
　　181, 190, 243, 244, 270, 292, 347
血管型 Ehlers-Danlos 症候群
　　98, 110, 127, 311, 313
血管性病変・血管病変　140,
　　151, 314
血管性浮腫・血管浮腫　193,
　　203, 372
血管痛　347, 348, 379
血管内溶血　152
血管内リンパ腫　62, 98, 251, 321
血管免疫芽球性 T 細胞リンパ腫
　　247, 248, 251, 253, 287, 309
血球貪食症候群　47, 98, 244,
　　250, 252, 302
血胸　121
月経異常　361
月経随伴性気胸　127
血腫　202, 293
結晶性関節炎・関節症　91, 93,
　　239, 298
血小板減少症　304
血小板減少性紫斑病　164, 243
血清陰性関節炎　241
血性胸水　121

結節性硬化症　277
結節性甲状腺腫　51
結節性紅斑　39, 90, 91,
　　162, 163, 246
結節性多発動脈炎　8, 13, 93, 109,
　　144, 173, 176, 181,
　　222, 242, 313, 329
血栓傾向　359
血栓症　99
血栓性血小板減少性紫斑病　97,
　　100, 250, 303
血栓性静脈炎　91
血栓性微小血管症　97, 155, 159,
　　303, 304, 373, 377, 379
血栓塞栓　377
結腸炎　264
結腸憩室炎　264
結腸穿孔　146
結腸病変　13
血尿　150, 151, 154
血友病　98
ケトアシドーシス　18
下痢　28, 209, 364, 376,
　　379, 380, 381
幻覚・妄想　357
腱滑膜炎　236
嫌気性菌感染症　102, 306
限局型全身性強皮症　241
限局性筋炎　201, 351
幻視　357
嫌色素細胞癌　210
倦怠感　376
腱断裂　347
見当識障害　347
原発性アルドステロン症　334

原発性硬化性胆管炎　136
原発性滲出性リンパ腫　119
原発性胆汁性胆管炎135, 174, 310
原発性肺腺癌　317
原発性副甲状腺機能亢進症　34, 226, 295, 335
原発性副腎皮質機能低下症　253
原発性免疫不全症　115, 208
原発性リンパ浮腫　258
顕微鏡的多発血管炎84, 144, 241, 242, 244, 251, 296
抗C1q血管炎　242
高カルシウム（Ca）血症　2, 31, 196, 232, 335
高CK血症　299
抗GAD抗体関連小脳失調症　72, 231
抗GQ1b抗体症候群　87
抗HMGCR抗体陽性壊死性筋炎　240
抗IFN-γ抗体陽性播種性非結核性抗酸菌症　248
高カリウム（K）血症　370, 372
抗MDA-5抗体関連急性間質性肺炎　321
抗MDA-5抗体関連症候群　302
抗MDA-5抗体関連皮膚筋炎 251
抗MOG抗体関連疾患　235
高リン（P）血症　370
抗アクアポリン4（AQP4）抗体陽性　64
高アンモニア血症　326
高位脊髄障害　229
構音障害　357
膠芽腫　293

高ガストリン血症　143
硬化性萎縮性苔癬　241, 277
硬化性血管腫　125, 319, 320
硬化性胆管炎　327, 328
口渇　31, 33, 356, 374
睾丸痛　198
抗菌薬関連脳症　350
口腔乾燥　32, 33, 366
後頸部痛　198, 202
高血圧性腎硬化症　152
高血糖　128, 33, 336
高血糖緊急症　40
膠原病　59, 68, 69, 83, 88, 97, 157
膠原病肺　37
抗甲状腺抗体陽性　51
好酸球性胃腸炎　267
好酸球性筋膜炎　241
好酸球性消化管疾患　129, 139
好酸球性食道炎　145, 265
好酸球性多発血管炎性肉芽腫症　84, 116, 124, 144, 146, 229, 247, 251, 296, 301, 307, 329
好酸球性肺炎　116, 221, 307, 381
好酸球性浮腫　203
好酸球増多症候群（症）　135, 139, 292
抗糸球体基底膜腎炎　300
高脂血症　366
咬傷　44, 67
甲状腺炎　51
甲状腺癌　354
甲状腺眼症　81
甲状腺機能亢進（症）　27, 28, 106, 202, 224, 225, 232, 323

甲状腺機能低下症　2, 52, 62, 64, 182, 185, 199, 201, 203, 204, 206, 224, 240, 291, 299, 333, 352, 353

甲状腺クリーゼ　36, 61, 198, 225, 274

甲状腺疾患　276

甲状腺腺腫　354

甲状腺腺腫内出血　186

甲状腺中毒症　225, 232, 272, 275, 352

甲状腺嚢胞　51

光線過敏（症）　128, 359, 376

拘束型心筋症　113, 257, 258

光沢苔癬　175

後天性 von Willebrand 症候群　67

後天性血友病 A　101, 188, 298

後天性低カルシウム（Ca）尿性高カルシウム（Ca）血症　335

後天性表皮水疱症　170

喉頭炎　16, 186

喉頭蓋炎　184

高度徐脈　26

高度貧血　18

高トリグリセライド血症　138

口内炎　187

高ナトリウム（Na）血症　361

高尿酸血症　370, 384

高熱　198

更年期症候群　171, 276

紅斑　168

紅皮症　170

後腹膜線維症　328

項部硬直　59

高分化型腺癌　262

高ホモシステイン血症　69

硬膜外膿瘍　21

絞扼性イレウス　6

抗リン脂質抗体症候群　68, 69, 99, 100, 109, 135, 190, 301, 304

高齢者鉱質コルチコイド反応性低ナトリウム（Na）血症（MRHE）　333

誤嚥性肺炎　265

（実は）ご懐妊　276

股関節炎　92

呼吸困難　18

固形腫瘍　196

骨 Paget 病　295

骨壊死　361

骨塩減少　55

骨サルコイドーシス　295

骨腫瘍　117

骨髄異形成症候群　138, 175, 245, 246, 269, 281, 305, 308

骨髄腫　158, 160, 199, 297

骨髄線維症　305

骨髄増殖性腫瘍　101, 135

骨髄肉腫　176

骨髄抑制　363

骨折　55, 117

骨粗鬆症　55, 361

骨痛　34

骨転移　117, 246

骨軟化症　34

骨軟部腫瘍　318

骨肉腫　318

骨盤うっ血症候群　178

骨盤内うっ滞症候群　129

骨盤内炎症症候群 331
固定薬疹 282, 343
ゴナドトロピン分泌低下症 180
孤立性結節影 319
孤立性線維性腫瘍（solitary
fibrous tumor） 235
コレステロール塞栓 155, 307
混合性結合組織病 59, 93, 94,
97, 241
昏睡 48, 65, 128

さ行

細気管支炎 321
細気管支肺胞上皮癌 262
細菌性気管支炎 16
細菌性心内膜炎 164, 296, 318
細菌性髄膜炎 198
細菌性肺炎 259, 365
細菌性扁桃炎 245
再生不良性貧血 305
サイトカインストーム 36
再発性多発軟骨炎 60, 94,
190, 260
錯乱 48, 357
左室流出路狭窄 26
嗄声 184, 185
左前胸部痛 15
左側結腸憩室炎 12
左側結腸憩室炎遺残膿瘍 13
左側結腸穿孔 13
左房内血栓 66
挫滅 284, 323
サラセミア 96, 324

サルコイドーシス 35, 53, 83, 86,
101, 108, 111, 113, 158, 163,
172, 185, 242, 247, 249,
258, 317, 318, 321, 335
三尖弁・心室中隔欠損 127
ざ瘡 366
色素性絨毛結節性滑膜炎 90, 298
色素沈着 174
子宮外妊娠 4, 9, 12, 26,
108, 178, 182
子宮外妊娠破裂 10, 13
子宮癌 131
子宮頸癌 317
子宮腺筋症 178
子宮体癌 179, 183, 326
糸球体腎炎 150, 152, 153, 155, 301
糸球体沈着症 271
子宮内膜異型増殖症 183
子宮内膜症 130, 178, 179
シクロフォスファミド 149
自己炎症性疾患 60, 210, 294
自己免疫疾患 94, 144, 166, 251,
287, 309, 310
自己免疫性胃炎 143
自己免疫性肝炎 134, 135, 266,
297, 309, 310, 325
自己免疫性血小板減少症 303
自己免疫性膵炎 266, 327, 328
自己免疫性水疱症 187
自己免疫性溶血性貧血 96
脂質異常症 361
視神経炎 80, 192, 195, 244
視神経脊髄炎（Neuromyelitis
optica） 87

視神経脊髄炎スペクトラム疾患	108, 234, 235
ジスキネジア	77
持続勃起症	177
市中細菌性髄膜炎	42
歯痛	105
失血	24
失語	357
失神	6, 26, 104, 114, 178
湿疹	372
膝痛	198
紫斑	41, 164, 250
しぶり腹	128
自閉症スペクトラム	232
脂肪腫	140
脂肪性肝疾患	135
耳鳴	378
若年性血栓症	99
若年性特発性関節炎	91
縦隔腫瘍	121, 197
習慣性胎児死亡	99
周期性好中球減少症	305
周期性四肢麻痺	71
収縮性心膜炎	112, 113, 133, 137, 143, 257, 258
重症筋無力症	53, 81, 82
臭素疹	279
十二指腸潰瘍	7, 264
十二指腸病変	144
十二指腸リンパ腫	144
終末回腸炎	331
絨毛癌	293
絨毛上皮腫	293
手根管症候群	236
酒さ	171, 278
腫脹	91, 92, 192, 193
出血性胆嚢炎	329
硝子体出血	195
腫瘍崩壊症候群	370
腫瘤	163
腫瘤形成性膵炎	328
循環不全	6, 24, 134
漿液性嚢胞腫瘍（SCN）	328
消化管出血	26, 108, 114, 252
消化管病変	382
上強膜炎	191
症候性てんかん	70
錠剤が大きい	362
上室頻拍	310
掌蹠膿疱症	92, 168
常染色体優性遺伝性脳動脈症（CADASIL）	69
小腸潰瘍	139
上腸間膜動脈症候群	2
上腸間膜動脈塞栓症	6
小腸疾患	101
小腸内細菌異常増殖（Small Intestinal Bacterial Overgrowth：SIBO）	309
小腸病変	101
上殿皮神経障害	200
小脳梗塞	24, 72
小脳失調型橋本脳症	72
小脳出血	24
小脳腫瘍	85
小脳性運動失調	76
上部消化管潰瘍	2
静脈うっ滞	176, 177
静脈炎	348
静脈血栓症	99

静脈硬化性大腸炎
　（phlebosclerotic colitis）　129
静脈洞狭窄　　　　　　　　89
静脈瘤　　　　　　　　　　173
食思不振　　　　　　　　　376
食道アカラシア　124, 260, 265
食道炎　　　　　　　　　　382
食道癌　　　　　　　　19, 317
食欲不振　2, 3, 205, 344, 372
女性化乳房　　　　　　54, 55
女性腺機能低下症　　　206
ショック　　　7, 10, 11, 13
徐脈　　　　　　　　　　　107
徐脈性不整脈　　　　　　372
視力障害　　　　　　194, 195
視力消失　　　　　　　　　80
脂漏性湿疹　　277, 278, 280
脂漏性皮膚炎　　　174, 278
心アミロイドーシス　107, 257
心サルコイドーシス107, 257, 312
腎アミロイドーシス　　　152
心因性多飲　　　　　　　333
心因性発熱　　　　　　　245
腎盂腎炎　　11, 14, 43, 339
心外膜炎　　　　　　　　112
腎癌　　　　　　　　197, 298
腎機能障害　　　　　42, 250
心筋炎　　　　15, 112, 381
心筋梗塞　　　　6, 109, 111,
　　　　　　　257, 312, 323
心筋収縮力低下　　　　　371
心筋症　　　　　　109, 112
心筋障害　　　　　　　　112
神経 Behçet　　　　　60, 87
神経膠腫　　　　　　　　293

神経サルコイドーシス　59, 234,
　　　　　　　　　　291, 292
神経障害　　　　　　　　171
神経鞘腫　　　　　　　　197
神経節細胞腫　　　　　　225
神経線維腫症 I 型　　　121
神経梅毒　　62, 87, 231, 291
深頸部感染症　　　　　　127
腎血管筋脂肪腫　　　11, 130
心血管梅毒　　　　　　　311
腎原発リンパ腫　　　　　339
進行性核上性麻痺　　　　228
腎後性腎不全　　　　　　30
腎梗塞　　6, 14, 150, 302, 339
腎細胞癌　　　　　　　　210
腎サルコイドーシス　　　339
心室内血栓　　　　　　　66
心室頻拍　　　　　109, 310
心室瘤　　　　　　　　　312
腎周囲病変　　　　　　　151
滲出性胸水　　　　118, 119
腎症　　　　　159, 339, 357
腎障害　　88, 156, 366, 379
尋常性天疱瘡　　　　　　170
尋常性白斑　　　　　　　277
尋常性疣贅　　　　　　　175
腎静脈血栓症　　　　　　150
腎・腎盂結石　　　　　　150
腎・腎盂腫瘍　　　　　　150
腎性腎不全　　　　　　　30
真性多血症　　100, 156, 167,
　　　　　　254, 289, 305
腎性低尿酸血症　　　　　336
腎性貧血　　　　　　　　308
振戦　　　　　　　　76, 77

腎前性腎不全	30
振戦せん妄	275
「心臓が痛いです」	15
心臓障害	112
心臓内腫瘤	110
心タンポナーデ	258
陣痛	147
心停止	104
心的外傷後ストレス障害	276
腎動脈狭窄	111
腎動脈本幹塞栓	151
腎動脈瘤	13
心内膜炎	41
心嚢水貯留	112, 381
腎・泌尿器系悪性腫瘍	337
心病変	257
深部静脈血栓症	199, 359
心不全	16, 109, 123, 209, 256, 284
心房細動	66, 104
心房中隔欠損症	313
心房内血栓	112
心膜悪性中皮腫	113
心膜炎	15, 112, 119
蕁麻疹	167
蕁麻疹様血管炎	164, 243
膵炎	132, 162, 381
膵炎症性偽腫瘍	266
髄外病変	102, 199
膵癌	11, 131, 328
膵管癌	266
膵管胆道合流異常	138
膵管内乳頭粘液性腫瘍（IPMN）	266, 328
膵管癒合不全	138
膵原発 GIST	328
膵腫大	327
膵神経内分泌腫瘍	327
膵性糖尿病	50
錐体外路症状	209
水痘	175
水痘・帯状疱疹	169
水痘・帯状疱疹ウイルス血管症	67
水痘・帯状疱疹ウイルス脳髄膜炎	62
髄内脊髄腫瘍	234
膵病変	328
頭蓋骨結核	295
頭蓋骨病変	295
頭蓋内病変	61
水疱型エリテマトーデス	170
水疱性皮疹	169, 170
水疱性類天疱瘡	170, 282
髄膜炎	58, 59, 61, 149, 190, 233, 291
髄膜炎菌菌血症	164
髄膜腫	293
睡眠関連低換気障害	19
睡眠時無呼吸症候群	29, 203, 205, 255
睡眠障害	29, 56, 347, 356
睡眠てんかん	64
膵リンパ上皮嚢胞	328
スギヒラタケ関連脳症	161
スキルス胃癌	318
頭痛	22, 38, 39, 56, 57, 58, 347, 349, 357, 359, 371, 372, 373, 375, 377
スプルー様腸疾患	382
すりガラス陰影	322

性交疼痛 179
精索静脈瘤 176, 177
正常圧水頭症 29, 75
成人 GH 分泌不全症 206
成人 Still 病 21, 60, 91, 92, 98, 244, 268, 302
成人 T 細胞白血病／リンパ腫 35, 226, 249, 323
精神神経ループス 161, 230, 292
精神的加重 52
成人発症 II 型シトルリン血症 326
精神ループス 231
性腺機能低下 54
精巣炎 176
精巣区域梗塞 222
精巣疾患 12
精巣腫瘍 176, 222
精巣上体炎 176, 222
精巣捻転 177, 222
赤芽球癆 53
脊髄圧迫症候群 196
脊髄炎 234
脊髄梗塞 71, 74
脊髄硬膜動静脈瘻 234
脊髄疾患 71
脊髄腫瘍 74
脊髄小脳変性症 72, 231
脊髄神経鞘腫 234
脊髄損傷 149
脊髄動静脈奇形 234
脊髄瘍 74
脊椎関節炎 246
節外性 NK/T 細胞リンパ腫，鼻型 189, 252

石灰沈着性頸長筋腱炎 202
舌癌 187
接合部癌 265
摂食障害 49, 227, 265, 288, 289
接触性皮膚炎 278
セリアック病 101
セロトニン症候群 198, 202, 209, 224, 225, 274
線維筋性異形成 69
線維筋痛症 246
線維腫 110
線維性骨異形成症 295
腺癌 314, 317
腺筋症 182
穿孔性虫垂炎 10
腺腫様結節 51
腺腫様甲状腺腫 51
前上膵十二指腸動脈瘤 7
全身型若年性特発性関節炎 98, 243, 268
全身性エリテマトーデス 56, 59, 61, 62, 68, 69, 83, 88, 89, 91, 93, 94, 96, 97, 98, 110, 112, 119, 133, 143, 144, 146, 155, 157, 172, 187, 204, 210, 218, 219, 220, 239, 242, 248, 297, 301, 303, 304, 309, 310, 323
全身性若年性特発性関節炎 302
全身性肥満細胞症 171
全身リンパ節腫脹 35
喘息 17
選択的 IgA 欠損症 208
穿通 264
前庭障害 348
前庭神経炎 23, 25, 73, 276

前庭性片頭痛	25, 276
先天性凝固因子欠乏症	98
先天性心疾患	254
先天性補体欠損症	208
前頭側頭型認知症	63, 232
全般性不安（障害）	224, 256, 274, 276
前皮神経絞扼症候群	129
前部ぶどう膜炎	86
せん妄	41, 61
前立腺癌	89, 197, 207, 295
前立腺膿瘍	176
前立腺原発リンパ腫	176
前立腺肥大	29, 29, 30, 371
前立腺病変	151
双極Ⅰ型障害	212
双極性障害	224, 232
巣状分節性糸球体硬化症	154, 156, 203, 270
総胆管嚢腫	327
側胸部痛	15
塞栓症	112, 173
側頭動脈炎	57
側頭葉てんかん	130
続発性無月経	180
粟粒結核	251, 317
鼠径ヘルニア偽還納	141
組織傷害	284, 323

た行

体位性起立頻脈症候群	223
大球性変化	362
代謝異常	24
代謝性アシドーシス	18, 128
代謝性パーキンソニズム	52
体重減少	27, 47, 180, 265, 376
帯状疱疹	84, 126, 200, 365
大腿骨頸部骨折	198
大腿ヘルニア	141
大腸型 Crohn 病	267
大腸癌	131, 141, 207, 264, 306
大動脈解離	6, 70, 118, 122, 151, 184, 256, 311
大動脈縮窄症	111
大動脈弁狭窄症	255
大動脈弁閉鎖不全	111
大脳皮質基底核変性症	228
体部白癬	277, 280
大網捻転症	9
大網裂孔ヘルニア	141
代理 Münchhausen 症候群	227
多飲	31, 159, 205, 308
他覚的耳鳴	191
高安病	69, 109, 110, 111, 151, 175, 185, 203, 244, 255, 311, 313
多関節炎（症）	36
多形紅斑	282
多形滲出性紅斑	38, 165
多系統萎縮症	108, 171, 201, 228
たこつぼ心筋症	66, 255, 256
多腺性内分泌機能障害	253
多中心性 Castleman 病	247, 248, 251, 253, 297, 301
多中心性細網組織球症	91, 238
脱水	24, 254
脱水症	33, 39
脱髄性疾患	64
脱毛	364
脱毛症	172
脱力	71

多尿	31, 33, 159
多嚢胞性卵巣症候群	54, 89, 180, 182
多発血管炎性肉芽腫症	85, 94, 176, 188, 189, 242, 249, 252, 257, 279, 300, 313, 314, 316, 317
多発結節影	317, 318
多発根神経炎	74
多発性筋炎	19, 93, 224, 238, 240, 297
多発性硬化症	18, 23, 29, 70, 71, 73, 79, 87, 126, 171, 204, 227, 234, 235, 236, 276, 292
多発性梗塞	75
多発性骨髄腫	34, 152, 163, 175, 239, 295, 335
多発性造影不良	339
多発性嚢胞腎	137, 150
多発単神経炎	236
打撲	162
多毛症	54
胆管炎	7
胆管癌	266
胆管周囲リンパ節腫大	327
単関節炎	93
単極性うつ病	232
単クローン性免疫グロブリン血症	339
単クローン性免疫グロブリン沈着症	156, 157, 271, 339
胆汁うっ滞	167
単純性潰瘍	269
単純性びまん性甲状腺腫	51
単純疱疹	282
男性エストロゲン欠乏症	206
男性型脱毛症	172
男性性腺機能低下症	206
胆石	198
胆石性膵炎	346
胆石疝痛	147
胆嚢炎	14
胆嚢管癌	329
胆嚢腫大	329
胆嚢捻転	329
蛋白尿	50, 152, 366, 378, 385
蛋白漏出性胃腸症	133, 142, 143
ダンピング症候群	49
淡明細胞癌	210
チアノーゼ腎症	156
恥骨骨炎	178
膣炎	179
チック症	16
中枢性発熱	202
中隔枝梗塞	257
虫垂炎	9, 14, 264
虫垂腫大	331
中毒	4, 58, 60, 71, 72, 74, 75, 107, 126, 128, 130, 209, 223, 229, 272, 273, 275, 290, 325, 329, 331, 340
中毒性巨大結腸症	39
中脳周囲くも膜下出血	292
中皮腫	113, 117, 121, 127, 131, 261
腸炎	270
腸管 Behçet	10, 138, 268, 269, 270
腸管炎症	39
腸管感染症	145
腸管気腫症	142
腸管穿孔	365, 377
腸管嚢腫状気腫症	129
腸管浮腫	329

413

腸間膜脂肪織炎　　　　　207
腸間膜静脈血栓　　　　　99
腸間膜静脈硬化症　　　　129
腸結核　　10, 28, 138, 268, 269, 270
腸骨骨転移　　　　　　　200
腸骨動脈瘤　　　　　　10, 13
腸重積　　　　　　　　　141
聴神経腫瘍　　　　　　73, 85
腸閉塞　　　　　　　141, 148
腸腰筋血腫　　　　　　　10
腸腰筋膿瘍　　　　　　　43
腸リンパ管拡張症　　　　142
直腸癌　　　　　　　　　128
陳旧性心筋梗塞　　　　　109
椎骨動脈解離　　　　　57, 202
椎骨脳底動脈解離　　　　69
椎骨脳底動脈循環不全　　276
椎体炎　　　　　　　　　41
痛風　　　　　　　　212, 273
痛風腎　　　　　　　　　156
つかえ感　　　　　　　　145
つつが虫病　　　　　　　218
手足口病　　　　　　　　169
低カルシウム（Ca）血症 60, 370
低カリウム（K）血症　71, 159,
　　　　　299, 332, 334, 361
低カリウム（K）性周期性四肢
　麻痺　　　　　　　　334
低マグネシウム（Mg）血症
　　　　　　　　　　60, 332
低ナトリウム（Na）血症　4, 60,
　　　　　　　　　　333, 348
低リン（P）血症　　159, 161
低汗症　　　　　　　　　171

低ガンマグロブリン血症
　　　　　　　　　　175, 323
低血圧　　　　　　　105, 178
低血糖　　　24, 48, 49, 60, 65,
　　　　70, 106, 223, 227, 274,
　　　　288, 289, 348, 351, 351
低酸素血症　　　　　　　322
低尿酸血症　　　　　159, 336
低補体血症　　　　　　　301
低補体血症性蕁麻疹様血管炎
　　　　　　　　　　　　242
滴状乾癬　　　　　　　　280
鉄欠乏性貧血　　101, 143, 273
電位依存性カリウムチャネル
　（VGKC）複合体抗体関連疾患
　　　　　　　　　　　　53
転移骨腫瘍　　　　　　　197
転移性骨腫瘍　　　　　34, 226
転換性障害　70, 71, 79, 185, 229
転移性脳腫瘍　　　　235, 293
転移性肺癌　　　　　316, 317
転移性肺腫瘍　　　　　　263
転移性病巣（膿瘍）形成　41
転移性病変　　　　　　　111
電解質異常　　　　24, 361, 366
てんかん　　26, 61, 71, 223,
　　　　　　　227, 231, 232
点状出血　　　　　　　　164
伝染性紅斑　　　　203, 218, 219
伝染性単核球症　　20, 47, 216,
　　　　　　　218, 250, 306
伝染性単核球症様症候群　216
伝染性軟属腫（みずいぼ）　175
癜風　　　　　　277, 278, 280
臀部痛　　　　　　　　　200

動眼神経麻痺　　81, 82, 84, 87

動悸　　48, 373

頭頸部癌　　317

統合失調症　　230, 231

透析皮膚瘙痒症　　167

疼痛　　15, 91, 92, 192, 195, 205

疼痛性障害　　36, 226, 246

糖尿病　　2, 27, 29, 31, 40, 50,
82, 84, 171, 194, 326

糖尿病性ケトアシドーシス　　4,
327, 333, 340

糖尿病性腎症　　50, 152, 156,
271, 337

頭部外傷　　292

頭部外傷後過眠症　　64

洞不全症候群　　26

動脈瘤　　82, 122, 151

動脈瘤破裂　　111

トキシックショック症候群　169,
243, 338

特発性CD4陽性Tリンパ球減少
症　　208, 251

特発性炎症性筋炎　　299

特発性過眠症　　64

特発性起立性低血圧症　　225

特発性頸髄硬膜外血腫　　70

特発性血小板減少性紫斑病　239

特発性縦隔気腫　　186

特発性頭蓋内圧亢進症　89, 233

特発性脊髄硬膜外血腫　　71

特発性多毛症　　54

な行

内胸動脈瘤　　121

内頸動脈解離　　86

内分泌 irAE　　366

中條 - 西村症候群　　294

那須・ハコラ病　　238

夏型過敏性肺臓炎　　323

nutcracker 食道　　265

ナルコレプシー　　71

難治性吃逆　　87

軟便　　364, 380

肉腫　　110, 121, 261

日光性皮膚炎　　170

日本紅斑熱　　218, 243

乳癌　　88, 131, 181, 197,
235, 295, 335

乳酸アシドーシス　　340

乳汁分泌　　181

乳腺線維腺腫　　181

乳腺線維嚢胞症　　181

乳腺膿瘍　　181

乳頭腫　　110

乳頭状線維弾性腫　　312

乳び胸水　　120

乳び腹水　　132

乳房腫瘤　　181

乳瘤　　181

ニューロパチー　52, 229, 253, 358

尿管結石　　6, 11, 14, 147, 198

尿管病変　　151

尿細管アシドーシス　　332

尿細管間質性腎炎　152, 381

尿失禁　　29

尿素サイクル異常　　326

尿蛋白　　377

尿糖　　159

尿毒症　　2, 3, 24, 58, 167, 340

尿毒症性胸膜炎　　121

尿崩症	31
尿膜管嚢胞	130
尿路感染	306
妊娠悪阻	4
妊娠高血圧腎症	152
認知機能障害	63, 378
認知機能低下	62
寝汗	27
ネコひっかき病	34, 44
熱傷	170
熱中症	161, 274
粘液水腫性昏睡	52
ネフローゼ	155, 376
ネフローゼ症候群	100, 131, 153, 154, 177, 193, 203, 258
ネフロン疾患	332
眠気	357, 374
粘液腫	110
粘液水腫（心）	257, 333
粘液性嚢胞腫瘍（MCN）	328
粘膜出血	377
脳炎	38, 58, 75, 149
脳幹梗塞	81, 85, 86
脳幹病変	18
膿胸	14, 15, 117, 118
脳梗塞	61, 69, 70, 111, 232, 293
脳出血	68, 102, 306
脳腫瘍	3, 58, 61, 68, 204, 244, 293
脳症	38, 39, 273, 346, 349, 357
脳静脈血栓症	58, 69
脳静脈洞血栓	99
脳静脈洞血栓症	56, 68, 191, 233
脳震盪	65
脳髄膜腫	235
脳塞栓症	66

脳卒中	67
脳転移	196
脳動静脈奇形	61, 68
脳動脈解離	292
脳動脈瘤	84
脳浮腫	87
膿疱	168
膿疱型薬疹	168
膿疱性乾癬	168
嚢胞性肺病変	263

は行

パーキンソニズム	59
肺 MALT リンパ腫	322
肺悪性腫瘍	259
肺炎	14, 16, 37, 38, 115, 116, 149, 261, 284, 306
肺炎随伴胸膜炎	37
肺炎随伴性胸水	118
肺癌	117, 122, 131, 149, 174, 197, 258, 260, 293, 295, 306, 319, 326
肺癌胸膜浸潤	11
肺気腫	17, 19, 255, 322
肺結核	37, 122, 258, 259, 284, 317
敗血症	18, 225, 323
敗血症性塞栓	127, 258, 314, 316, 317
肺結節影	320
肺高血圧症	313, 322
肺梗塞	321
胚細胞腫瘍	176, 197
肺障害	365, 366, 378, 379, 381
肺小細胞癌	88
肺水腫	16, 123
肺線維症	17, 19

肺腺癌	88, 261
肺尖部肺癌	86
肺臓炎	37, 38, 362
肺塞栓	6, 15, 18, 26, 104, 106, 123, 256, 321
肺多発結節影	318
肺転移	318
肺動静脈奇形	121
肺動脈血栓塞栓症	322
肺動脈瘤	313
梅毒	46, 134, 246, 282, 296
梅毒性肝炎	324
梅毒性バラ疹	165
肺内リンパ節	320
排尿時痛	211
排尿障害	374
肺粘表皮癌	115
肺膿瘍	258, 316, 319
肺梅毒	318
肺病変	261, 263
肺ヘモジデローシス	101
肺扁平上皮癌	261
肺胞出血	217, 221, 284
肺胞蛋白症	262
肺野異常	321
破壊性関節症	91
白斑	277
橋本脳症	52, 230, 231
橋本病	51, 354
播種性血管内凝固	188, 304
播種性抗酸菌症	248
播種性骨髄癌腫症	302
発汗	209
白血病	27, 86, 102, 176, 217
発熱	15, 21, 22, 28, 37, 53, 114, 202, 209, 250, 302, 307, 359, 362
発熱性好中球減少症	196
パニック症候群	225
パニック障害	18, 224, 233, 274, 276
パニック発作	18, 223, 255, 256
パラガングリオーマ	191
「半音下がって聴こえる」	374
斑状丘疹状皮疹	165
反応性関節炎	39, 92
汎発型限局性強皮症	241
非アルコール性脂肪肝炎	266
皮下結節	163
皮下結節性脂肪壊死症	162
光過敏症	348
非感染性炎症性疾患	94
脾機能亢進	281
非痙攣性てんかん重積	65
非結核性抗酸菌症	122, 207, 316
肥厚性病変	311
脾梗塞	11, 12, 14
非細菌性血栓性心内膜炎	66, 196, 312
脾腫	101
脾出血	11
鼻出血	188
非腫瘍性病変	328
微小血管症性溶血性貧血	250
微小変化群	270
皮疹	166, 219, 349, 376, 380
ヒステリー球	32, 33, 265
非全身性血管炎性ニューロパチー	229
肥大型心筋症	26, 255, 257, 312

ビタミン B$_{12}$ 吸収障害　143
ビタミン B$_{12}$ 欠乏症　74, 281
ビタミン D 抵抗性くる病　34
ビタミン欠乏症　62
鼻中隔炎症　189, 209, 242
非定型抗酸菌感染症　236
非定型肺炎　37, 217, 259, 261, 284
非動脈炎型前部虚血性視神経症　80
非動脈炎性虚血性視神経症　244
脾動脈瘤　11, 130, 313
脾動脈瘤破裂　11
非特異性多発性小腸潰瘍症　139, 268
鼻内病変　189, 209
菲薄基底膜病　150
脾破裂　11, 14, 47
皮膚 T 細胞リンパ腫　170, 282
皮膚エリテマトーデス　172
皮膚型結節性多発動脈炎　91, 162, 164, 243
皮膚筋炎　19
皮膚瘙痒症　167
腓腹筋仮性肥大　199
皮膚落屑　169
非閉塞性腸管梗塞症　142
肥満　206
びまん型全身性強皮症　241
肥満関連腎症　156
びまん性 Lewy 小体病　228
びまん性甲状腺腫　51
びまん性食道痙攣症　265
びまん性大細胞型 B 細胞リンパ腫　103, 144
びまん性特発性骨増殖症　246

びまん性汎細気管支炎　124, 260, 323
冷や汗　48
百日咳　17, 306
病的散瞳　87
病的縮瞳　86
びらん　139
疲労感　203
貧血　17, 178, 203, 205
頻尿　211
頻拍性不整脈　26
頻脈・頻拍　104, 106, 178, 198, 209, 310, 371, 373, 375
頻脈性心房細動　256
不安定狭心症　256
風疹　165, 218, 219
封入体筋炎　240
賦活症候群（activation syndrome）　225
腹腔内感染症　43
副甲状腺癌　226
副甲状腺機能亢進症　201
複視　81
副腎クリーゼ　36
副腎皮質機能低下症　62, 210, 307
副腎不全　2, 49, 227, 288, 289, 333
腹水　131, 133, 322
腹直筋鞘血腫　11, 130
腹痛　6, 114, 130, 364, 380
腹部外傷　138
腹部大動脈瘤　6
腹部痛　7, 8, 9, 10, 11, 12, 13
腹膜癌・中皮腫・偽粘液腫・播種　131
腹膜垂炎　11, 264

浮腫　　　　　　192, 193, 203, 361
不整脈　　　　　　　24, 26, 61
不整脈原性右室心筋症　　　257
不定愁訴　　　　　　　　204
浮動性めまい　　　　　23, 357
ぶどう膜炎　　　　　191, 195
不妊　　　　　　　　　　55
不眠　　　　　　78, 205, 375
不明炎症　　　　　　　　299
不明熱　　8, 10, 12, 13, 210, 211
ふらつき　　　　　　24, 374
ふらつき歩行　　　　　　73
ふるえ　　　　　　　　　48
プロラクチノーマ　　　　181
分節性動脈中膜融解
　　（segmental arterial
　　mediolysis：SAM）　　313
分類不能型免疫不全症　　115,
　　　　　　　　　208, 251
平滑筋腫　　　　　　　　125
閉鎖孔ヘルニア　　　141, 200
閉塞性動脈硬化症　　　　173
閉塞性尿路感染症　　　　326
ヘモクロマトーシス135, 174, 238
辺縁系脳炎　　　　　107, 230
辺縁帯リンパ腫　　　　　301
変形性関節症　　　　　　238
変形性頸椎症　　　　　　201
片頭痛　　56, 192, 194, 227, 233
片側性下肢腫脹　　　　　199
扁桃腫大　　　　　　　　47
便秘　　　　　　　5, 371, 374
扁平上皮癌　　　　　　　314
扁平苔癬　　　　　　　　282
蜂窩織炎　　　34, 91, 192, 199

膀胱炎　　　　　　　　　211
膀胱破裂　　　　　　　　133
膀胱病変　　　　　　　　151
放散痛　　　　　　　　　198
放射線腎症　　　　　　　159
傍腫瘍症候群　　　　72, 244
傍腫瘍性亜急性感覚性ニューロ
　　ノパチー　　　　　　88
傍腫瘍性小脳失調症　　72, 231
発作性寒冷ヘモグロビン尿症
　　　　　　　　　96, 324
発作性夜間血色素尿症　100, 308
発作性夜間ヘモグロビン尿症
　　　　　　　　　96, 281
発作性上室性頻拍　　223, 233
発赤　　　　　　　　91, 192
ほてり　　　　　　　　　371
ポリープ　　　　　　　　182
ホルモン異常　　　　　　24
本態性血小板血症　　100, 305
本態性高血圧　　　　　　225
本態性振戦　　　　　　　76

ま行

膜性腎症　　157, 270, 337, 365
膜性増殖性糸球体腎炎　153, 157,
　　　　　　　　　270, 301
マクログロブリン血症　　296
マクロファージ活性化症候群
　　　　　　　　　　　302
麻疹　　165, 218, 219, 243
まだら症　　　　　　　　277
末梢神経炎　　　　　　　378
末梢神経障害　　196, 349, 364
末梢動脈疾患　　　　50, 109

419

慢性 GVHD 関連ネフローゼ症候群 159
慢性炎症 24, 305, 308, 309
慢性炎症性脱髄性多発根ニューロパチー（CIDP） 229, 253
慢性炎症性脱髄性多発神経炎 229
慢性咳嗽 17, 265, 372
慢性化膿性皮膚疾患 127
慢性過敏性肺炎 17
慢性偽性腸閉塞 5
慢性下痢 28, 380
慢性硬膜下血腫 3, 29, 62, 204
慢性呼吸困難 19
慢性骨髄性白血病 101, 177, 289, 305
慢性骨盤痛 178
慢性再発性アフタ症 246
慢性再発性多発性骨髄炎 226
慢性重症貧血 19
慢性腎不全 181
慢性前立腺炎様症候群 178
慢性疼痛 205
慢性特発性偽性腸閉塞（chronic idiopathic pseudo-obstruction: CIPO） 28
慢性肉芽腫症 208
慢性肺疾患 254
慢性肺動脈血栓症 19
慢性腹痛 129
慢性副鼻腔炎 79
マントル細胞リンパ腫 103, 144
ミオクローヌス 191
ミオパチー 240, 364
味覚障害 378

右下腹部痛 7
右上腹部痛 7
ミトコンドリア脳筋症（MELAS） 190
ミトコンドリア病 82, 294
未分類脊椎関節炎 92
ムーンフェイス 361
無顆粒球症 346, 353, 364, 373
無汗症 171
無菌性小膿疱 168
無菌性髄膜炎 47, 59, 60, 210
無菌性膿尿 338
無精子症 55
無石性胆嚢炎 8
無痛性甲状腺炎 52, 353, 354
無尿 30
無疱疹性帯状疱疹 86
酩酊様歩行 72
メトヘモグロビン血症 18
めまい 356, 372, 376
免疫関連有害事象（irAE） 36, 116
盲腸憩室炎 331
網膜静脈分枝閉塞症 80, 195
網膜中心静脈閉塞症 80, 195
網膜中心動脈閉塞症 80, 244
網膜剥離 80, 195
もやもや病 68, 69
モルフィア 241
門脈圧亢進（症） 131, 313
門脈血栓 99

や行

夜間頻尿 29, 205
薬剤関連消化管病変 382

薬剤性 ANCA 関連血管炎 348, 367

薬剤性 Fanconi 症候群　386

薬剤性過敏症症候群　168, 218, 219, 220, 307, 362, 381, 383

薬剤性間質性腎炎　384

薬剤性肝障害　137, 266, 323

薬剤性血小板減少　368

薬剤性血栓性微小血管症　368

薬剤性好酸球性肺炎　375

薬剤性腎性尿崩症　386

薬剤性膵炎　363, 382

薬剤性錐体外路症状　354

薬剤性着色尿　387

薬剤性腸炎　269

薬剤性低カリウム（K）血症 386

薬剤性低ナトリウム（Na）血症　383

薬剤性パーキンソニズム　77

薬剤性肺臓炎　37, 217, 221, 261, 262, 284

薬剤性浮腫　344

薬剤性膀胱炎　338, 388

薬剤性無顆粒球症　369

薬剤性リンパ節症　370

薬剤熱　37, 343, 349, 383

薬剤誘発性ループス　367

薬疹　165, 166, 218, 219, 342, 346, 348, 349, 353, 357, 362, 363, 373, 378, 381, 383

疣腫形成　42

疣贅　312

葉間胸水　319

溶血　96, 324, 335

溶血性尿毒症症候群　303

溶血性貧血　38, 47, 95, 290, 302, 308

葉酸欠乏症　281

腰部脊柱管狭窄症　200

抑うつ　204, 366

夜じゅう号泣あるいは飲酒して就褥した翌日　193

ら行

卵巣 Sertoli-Leydig 細胞腫　54

卵巣癌　88, 131, 326

卵巣疾患　264

卵巣出血　9, 12, 14

リウマチ　119, 261

リウマチ結節　317, 319

リウマチ性疾患　60

リウマチ性多発筋痛症　21, 35, 239, 241, 244, 246, 297, 299

リウマチ熱　243

リウマチ肺　261

離脱　60, 61

リポイド肺炎　262, 322

流行性筋痛症　35

良性家族性血尿（菲薄基底膜病）　336

良性転移性平滑筋腫　125

良性肺腫瘍　125

両側尿管閉塞　30

緑内障　58

リンパ管閉塞　132, 203

リンパ管腫　140

リンパ管浮腫　203

リンパ管平滑筋腫症　120

リンパ球性間質性肺炎（LIP）　263

421

リンパ腫　27, 53, 84, 86, 88, 101, 110, 116, 117, 118, 119, 120, 121, 131, 132, 134, 141, 149, 163, 192, 197, 207, 241, 244, 247, 249, 250, 252, 258, 261, 266, 297, 300, 317, 327

リンパ節腫脹　34, 35, 47, 330

リンパ節症　383

リンパ増殖性疾患　111, 163, 244, 249, 317

リンパ浮腫　173, 199

リンパ閉塞　131

リンパ脈管筋腫症　127, 263

類縁疾患　160

類乾癬　282

類天疱瘡　351

類白血病反応　102

ループスアンチコアグラント・低プロトロンビン血症症候群　188

ループス腎炎　152, 153, 154, 161, 300

ループス腸炎　146, 329, 330

ループス頭痛　56

レッドマン症候群　349

レニン産生腫瘍　334

攣縮性腸管疼痛　147

労作時呼吸困難　104

労作性狭心症　255

老人性皮膚瘙痒症　167

肋骨損傷　117

濾胞性腫瘍　51

濾胞性リンパ腫　103, 144

わ行

ワギニスムス（膣痙攣）　179

3　薬剤名

数字・欧文

ACE 阻害薬　16, 17, 372

ARB　351

α-グルコシダーゼ阻害薬　142, 379

α遮断薬　177

βラクタム剤　37, 342

β刺激薬　369, 371

dapsone　290, 370

DPP-4 阻害薬　201, 351

G-CSF　102, 369

L-アスパラギナーゼ　382, 387

MAO 阻害薬　374

mTOR 阻害薬　366

NSAIDs　59, 139, 170, 269, 270, 343, 344, 375, 380, 382, 384

ST 合剤　49, 342, 348, 368, 383, 385

TNF-α阻害薬　365

あ行

アザチオプリン　342, 363, 383

アシクロビル　350, 357

アストミン®　374

アスピリン　340, 384

アスベリン®　374, 387

アセトアミノフェン　343, 375, 384

アデホビル　385, 386

アフリベルセプト　385

アミオダロン　291, 352, 353

アミトリプチリン　387

アミノグリコシド　73

アムホテリシンB　386

アムロジピン　359

アリピプラゾール　355

アリルイソプロピルアセチル尿素　343

アロプリノール　170, 342, 343, 359, 360, 367, 370, 383

アンカロン®　345

アンドロゲン　254

アンフェタミン　198, 224

胃・十二指腸潰瘍　146

イソジンうがい薬　291

イソニアジド　128, 350, 367, 378

違法薬物　127, 345

胃薬　352

インスリン　334

インターフェロン　352, 353

エストロゲン　182, 183, 382

エテンザミド　343

エピネフリン　369

エピビル®　352

エフェドリン　360

エリスロポエチン製剤　254, 290

塩酸セベラマー　5

オウゴン（黄芩）　388

オキサトミド　388

オキサリプラチン　358

オピオイド　76

オメプラゾール　352

オランザピン　355, 360

オルメサルタン　351, 382

か行

外用薬　166

化学療法薬　358

覚せい剤　68

ガバペンチン　161

カルシウム（Ca）拮抗薬　50, 344, 371

カルシニューリン阻害薬　159, 368

カルテオロール　351

カルバペネム　350

カルバマゼピン　107, 170, 342, 352, 360, 367, 368, 370, 387

カルボシステイン　343

カルボプラチン　358

ガレノキサシン　351

甘草　334, 386

漢方薬　115, 134, 388

ガンマグロブリン　286

危険・違法ドラッグ　76, 198, 224, 345

キノロン　343, 347, 350, 351, 375

緊急避妊薬ノルレボ®　182

筋弛緩薬　32

グリチルリチン　386

グリメピリド　359

クロピドグレル　368, 375

クロルプロマジン　355, 367

解熱鎮痛薬　343

ゲフィチニブ　388

ゲムシタビン　368, 379

抗HIV薬コビシスタット（COBI） 385
抗MRSA薬 42, 368
抗Parkinson病薬 77
降圧薬 359
抗アレルギー薬 23, 33, 166, 374, 388
抗アンドロゲン薬 54
抗ウイルス薬 352
抗うつ薬 32, 33, 149, 209, 232, 354, 383
抗凝固薬 90
抗菌薬 37, 42, 73, 165, 284, 285, 343, 380
抗痙攣薬 343
抗血小板薬 368
抗甲状腺薬 300, 353
抗コリン薬 32, 33, 87, 171, 272, 273, 275
抗腫瘍薬 305, 387
抗精神病薬 171, 177, 354
抗てんかん薬 23, 55, 61, 98, 149, 161, 165, 171, 352, 383
抗不整脈薬 107, 351
抗リウマチ薬 115, 261
高力価型抗精神病薬 355
コカイン 189, 209, 252, 345
ゴナドトロピン放出ホルモン誘導体 352, 353
コルヒチン 305, 360, 364, 369, 379, 380

さ行

サイアザイド 384, 386
サイアザイド系利尿薬 383
サラゾスルファピリジン 343, 362, 369, 370
サリチル酸 272
サルファ剤 170
サルブタモール 76
酸化Mg 379
三環系抗うつ薬 273, 355, 387
ジアフェニルスルホン 290, 370
ジギタリス 372
子宮筋腫 180
子宮腺筋症 180
子宮内膜ポリープ 180
シクロスポリン 358, 368, 382
シクロホスファミド 383, 388
シスプラチン 358, 387
ジスルフィラム 349
ジソピラミド 351
ジフェンヒドラミン 275
シベンゾリン 49, 351
シメチジン 375, 385
シルデナフィル 177
シロスタゾール 371, 373
スクラルファート 326, 352
スタチン 347, 360
ステロイド 52, 54, 102, 166, 188, 202, 232, 305, 360
スニチニブ 142, 175, 352, 353, 368, 385
スピロノラクトン 54
スルピリド 181, 354, 355
スルファサラジン 370
スルファサラゾピリジン 342
制酸薬 352
精神病薬 149
制吐剤 352

セフェピム　　　　　　350
セフトリアキソン　284, 346, 369
セフジニル　　　　　　387
セロトニン・ノルアドレナリン
　再取り込み阻害薬（SNRI）
　　　　　　　　344, 356
選択的セロトニン再取り込み阻
　害薬（SSRI）　　209, 345,
　　　　　　355, 356, 387

た行

タキサン系　　　　　　358
タクロリムス　358, 368, 382
ダサチニブ　　152, 159, 385
ダビガトラン　　　134, 382
ダプトマイシン　　368, 375
炭酸リチウム　107, 345, 352,
　　　　　353, 369, 386
蛋白同化ステロイド　　54
チアゾリジン薬　　　　50
チアマゾール　300, 367, 369
チクロピジン　368, 369, 373
チペピジンヒベンズ酸塩（アス
　ベリン®）　　　　　343
中枢性鎮咳薬　　　　　374
テイコプラニン　　　　368
テオフィリン　23, 76, 107, 272,
　345, 347, 360, 371, 375, 380, 384
テトラサイクリン　　　348
テノホビル　160, 352, 385, 386
デュロキセチン　　　　387
点滴抗菌薬　　285, 303, 324
糖質コルチコイド　　　386
特定生物由来製品　　　287
トシリズマブ　　　　　365

ドネペジル　　　　354, 355
ドパミン塩酸塩　　　　352
トピラマート　　　　　161
トラニラスト　　　　　388
トラマドール　　　　　344
トリーメク®　　　　　352
ドリエル®　　　　　　275
ドンペリドン　　　　　352

な行

ニフェジピン　　　　　359
ニボルマブ　　　　　　388
尿酸降下薬　　　　　　336
ニンテダニブ　　　　　376

は行

バラシクロビル　　　　350
バルサルタン　　　　　351
バルプロ酸　　160, 326, 350,
　　　382, 385, 386, 387
パロキセチン　　　　　387
ハロペリドール　　　　355
バンコマイシン　　349, 368
ビスフォスフォネート　188
非定型抗精神病薬　　　355
ヒドロクロロチアチド　359
ヒドロコルチゾン　　　386
ヒベンズ酸チペピジン　387
ピラジナミド　　　　　384
ビリアード®　　　　　352
ピル　　56, 99, 100, 344
ピルフェニドン　　359, 376
ビンクリスチン　　358, 387
フィブラート　　　　　360
フェニトイン　170, 352, 360, 370

フェノバルビタール　161, 352, 360, 370
副腎皮質ステロイド 345, 361, 369
ブシラミン　385
フスタゾール®　374
ブチルスコポラミン　147, 194
フマル酸ケトチフェン　388
フラベリック®　374
プレガバリン　344
プロクロルペラジン（ノバミン®）　355
プロスタグランジン E1 誘導体　344
フロセミド　384
プロトンポンプ阻害薬　28, 145, 265, 269, 303, 368, 379, 380, 381, 382
プロピルチオウラシル　300, 305, 367, 367, 369, 370
プロポフォール　360
分子標的薬　142
ペニシリン　305, 350
ペニシリン G　286
ベバシズマブ　142, 358, 368, 377, 385
ヘパリン　304
ベムリディ®　352
ペメトレキセド　378
ペロスピロン　355
ベンゾジアゼピン　61, 76, 232
ペンタミジン　351
ホスカルネット　386
ホルモン　99, 179, 182
ホルモン剤　344

ま行

マーロックス®　352
麻黄湯　344
マクロライド　347
マクロライド系抗菌薬　379
ミノサイクリン　348, 367, 370, 375
ミルタザピン　355
メサラジン　115, 375, 381, 382, 384
メジコン®　374
メトクロプラミド　181, 352, 354, 355
メトトレキサート　38, 134, 163, 261, 362
メトホルミン　309, 344
メトロニダゾール　39, 349, 350, 387
免疫グロブリン　358, 359
免疫チェックポイント阻害薬　36, 115, 116, 322, 343, 366, 384
免疫抑制剤　166

や行

ヨウ化ナトリウム　345
ヨード　52, 291, 354
ヨードカプセル -123®　345
薏苡仁（ヨクイニン）　298

ら行

ラミブジン　352
ラムシルマブ　385
ラモトリギン　342, 387
リスペリドン　355
リツキシマブ　358

426

利尿薬	23, 371	レベチラセタム	357
リネゾリド	368	レボドパ	387
リファンピシン	352, 360, 367, 369, 387	レボフロキサシン	351, 360, 384

4　病原体名

数字・欧文

Aeromonas hydrophila	43
A 群溶血性連鎖球菌	43, 216
A 群溶血性連鎖球菌性咽頭炎	216
Bacteroides 属	44
Bartonella henselae	44
Burkholderia pseudomallei（メリオイドーシス）	315
Campylobacter jejuni	145
Capnocytophaga canimorsus	44
Clostridioides difficile 感染症	268, 382
Clostridioides difficile 腸炎	39, 285, 330
CMV	220
C 型肝炎ウイルス（HCV）	220, 237, 296
EBV 関連 T/NK リンパ増殖症	98, 251
EBV 関連リンパ増殖性疾患	119, 139
EB ウイルス（EBV）	98, 220, 287
EB ウイルス感染症	134
Fusobacterium 属	44, 216
G 群溶血性連鎖球菌	216

HBV	46, 157, 220
Helicobacter cinaedi 菌血症	279
Helicobacter pylori	101, 380
HIV	46, 156, 157, 322
HTLV-1	237
HTLV-1 関連脊髄症	234
Klebsiella pneumoniae	315
Klebsiella rhinoscleromatis 感染症	189
Listeria monocytogenes	42
MAC	258
Moraxella 属	44
MRSA 菌血症	42
Mycoplasma pneumoniae	216
Pasteurella multocida	44
Prevotella 属	44
Tropheryma whipplei	237
Vibrio vulnificus	43
Whipple 病	309
Yersinia pseudotuberculosis 感染症	158

あ行

アスペルギルス	314
アスペルギルス症	319
アデノウイルス感染症	20
アニサキス	6
アニサキス症	329

アメーバ症　　　　　　　　10
アメーバ大腸炎　267, 268, 269
アレルギー性気管支肺アスペル
　ギルス症　　　　　　　　116
インフルエンザ　　　　　　35
ウイルス　　92, 113, 165, 166,
　　　　　　　252, 285, 299
ウイルス感染症　　　　35, 98
ウイルス脳炎　　　　　　233
ウェステルマン肺吸虫症
　　　　　　　　　115, 318
エルシニア症　　　　　　269
エルシニア腸炎　　　　9, 243
黄色ぶどう球菌　43, 164, 243
黄色ぶどう球菌感染症　　　46
黄色ぶどう球菌菌血症　　　41

か行

回虫症　　　　　　　　　45
肝炎ウイルス　　　　134, 157
肝吸虫症　　　　　　　　45
カンピロバクター腸炎　22, 39,
　　　　　　　　267, 268
寄生虫　　　　　　　　116
寄生虫症　　　　　　　　45
クドア　　　　　　　　145
クラミジア　　　　216, 338
クリプトコッカス　　　314
クリプトコッカス髄膜脳炎　292
結核　　　　　　　　　　92
嫌気性菌　　　　　　　315
抗酸菌　　　　　　　　314
広節裂頭条虫　　　　　309
コクシジオイデス症　　316

さ行

サイトメガロウイルス　216,
　　　　　　　　219, 287
サイトメガロウイルス小腸炎
　　　　　　　　　　270
サイトメガロウイルス腸炎　268
サイトメガロウイルス肺炎　221
サルモネラ　　　　　　145
サルモネラ感染症　　　　46
サルモネラ腸炎　　　　268
ジフテリア　　　　　　20
小腸アニサキス　　　　141
真菌　　　　　　　286, 314
髄膜炎菌　　　　42, 164, 243
赤痢アメーバ　　　　　145
旋毛虫症　　　　　　　307

た行

チクングニアウイルス　237
腸管アメーバ症　　　　267
腸管出血性大腸菌（EHEC）　145
腸管スピロヘータ症　28, 138
つつが虫病　　　　149, 165
デングウイルス　　　　98
デング熱　　　　　　　192
トキソカラ症　　　　　307

な行

日本海裂頭条虫症　　　45
日本紅斑熱　　　　　　165
ニューモシスチス肺炎　221, 261,
　　　　　262, 286, 321, 322, 365
ノカルジア症　　258, 286, 315

428

は行

肺アスペルギルス症	122
肺アスペルギローマ	316
肺炎球菌	42
肺炎マイコプラズマ	38
肺クリプトコッカス症	316, 318, 319
梅毒	157, 216
肺放線菌症	315, 317
パルボウイルス	157
パレコウイルス	35
非結核性抗酸菌症	258
ヒストプラズマ	258
ヒトパルボウイルス B19	237
ヒトパルボウイルス B19 感染症	203, 239
鼻脳ムーコル症	40
ぶどう球菌	44, 92, 315
ぶどう球菌菌血症	36
ぶどう球菌性熱傷様皮膚症候群	169
ヘルペスウイルス	287

ま行

マイコプラズマ	92, 165, 284
マイコプラズマ症	22
マイコプラズマ性	92
マイコプラズマ肺炎	38, 285, 299
マラリア	96
慢性活動性 EBV 感染症	139, 239, 245, 252
無鉤条虫症	45
ムンプスウイルス感染症	176

や行

有鉤条虫症	45
溶連菌	92, 153, 163, 301

ら行

リーシュマニア症	189
リケッチア症	83, 165, 285
緑膿菌	43, 315
淋菌	90, 216
レジオネラ	284, 285, 299
レジオネラ肺炎	22, 38, 160, 240
レプトスピラ症	22, 191, 285
連鎖球菌	44, 92

國松淳和（くにまつ じゅんわ）

医療法人社団永生会南多摩病院 総合内科・膠原病内科 医長

2003 年　日本医科大学卒業，同付属病院 第二内科（初期研修）
2005 年　国立国際医療研究センター 膠原病科
2008 年　同センター 国府台病院 内科 / リウマチ科
2011 年　同センター 総合診療科
2018 年　現職

日本内科学会総合内科専門医，日本リウマチ学会リウマチ専門医

Kunimatsu's Lists
～國松の鑑別リスト～ 　　　　　　　　　　Ⓒ

発　行	2020 年 4 月 15 日　　1 版 1 刷	
	2020 年 6 月 1 日　　1 版 2 刷	
著　者	國　松　淳　和	
発行者	株式会社　中外医学社	
	代表取締役　青木　滋	
	〒 162-0805　東京都新宿区矢来町 62	
	電　話　　(03) 3268-2701 (代)	
	振替口座　　00190-1-98814 番	

印刷・製本 / 三和印刷(株)　　　　　　〈SK・AK〉
ISBN978-4-498-01024-6　　　　　　Printed in Japan